T0281332

Vallendarer Schriften der Pflegewissenschaft

Band 7

Reihe herausgegeben von

Hermann Brandenburg, Vallendar, Deutschland

Sabine Ursula Nover, Vallendar, Deutschland

Fragen der Pflege sind immer auch Fragen danach, wie eine Gesellschaft mit Leben, Krankheit, Alter und Tod umgeht, wie aktuelle gesellschaftliche und politische Debatten zeigen. Pflegewissenschaft hat zum einen zur Aufgabe, die aus ihrer Perspektive bedeutsamen Themen in diese Diskurse einzubringen und auf der anderen Seite deren wissenschaftliche Bearbeitung durch Theorie- und Methodenentwicklung voranzutreiben. Die von ihr generierten wissenschaftlichen Ergebnisse sollen somit auch die (fach-)politischen und gesellschaftlichen Diskussionen befördern.

Die Pflegewissenschaft in Vallendar greift diese Herausforderungen auf und weist neben der Grundlagenforschung auch einen bedeutenden Anwendungsbezug aus; in allen Themenfeldern geht es daher immer auch um Fragen von Implementierung innovativer Konzepte, Dissemination neuer Erkenntnisse und nicht zuletzt auch kritischer Folgeabschätzung von Innovationen.

Diese Entwicklung wird durch die Reihe „Vallendarer Schriften der Pflegewissenschaft" der Pflegewissenschaftlichen Fakultät der Philosophisch-Theologischen Hochschule Vallendar (PTHV) abgebildet.

Kontakt:
Univ.-Prof. Dr. Hermann Brandenburg, hbrandenburg@pthv.de
Jun.-Prof. Dr. Sabine Ursula Nover, snover@pthv.de

Weitere Bände in der Reihe http://www.springer.com/series/15988

Frank Schulz-Nieswandt

Gewährleistungsstaatlichkeit zwischen Wächterfunktion und Innovationsinkubator

Interdisziplinäre Reflexionen eines Kulturwandels des Beratungsansatzes der Beratungs-und Prüfbehörden nach dem Landesgesetz über Wohnformen und Teilhabe des Landes Rheinland-Pfalz (LWTG)

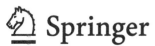 Springer

Frank Schulz-Nieswandt
ISS in der WiSo-Fakultät
Universität zu Köln
Aachen, Deutschland

Vallendarer Schriften der Pflegewissenschaft
ISBN 978-3-658-32915-0   ISBN 978-3-658-32916-7   (eBook)
https://doi.org/10.1007/978-3-658-32916-7

Die Deutsche Nationalbibliothek verzeichnet diese Publikation in der Deutschen Nationalbibliografie; detaillierte bibliografische Daten sind im Internet über http://dnb.d-nb.de abrufbar.

Planung/Lektorat: Renate Scheddin
Springer ist ein Imprint der eingetragenen Gesellschaft Springer Fachmedien Wiesbaden GmbH und ist ein Teil von Springer Nature.
Die Anschrift der Gesellschaft ist: Abraham-Lincoln-Str. 46, 65189 Wiesbaden, Germany

Meinem alten Freund Hermann Brandenburg gewidmet

„Lieber Frank, ja, im Alter wird man immer radikaler. Und was stand in Bochum im Büro der Studentenvertretung? ‚Radikal kommt von radix (gr. – die Wurzel). Und die Wurzel für den Menschen ist der Mensch.' Das ist aus den Frühschriften von Marx (1844). Wir kommen wieder dahin.“

Hermann Brandenburg

Vorwort

Reflektiert werden soll der Evaluationsbericht[1] des Beratungsansatzes der Beratungs- und Prüfbehörden nach dem Landesgesetz[2] über Wohnformen und Teilhabe des Landes Rheinland-Pfalz (LWTG) und deren Umsetzung (gemäß LWTGDVO). Nach dieser rechtsbürokratischen Sprache dürfen wir in weiterer Verwirrung voranschreiten: Was hat Hölderlin mit der Versorgung des *homo patiens* zu tun? Und was hat Goethe mit der Reform der diesbezüglichen Beratungs- und Prüfbehörde des WTG an vier Standorten des Landes Rheinland-Pfalz[3] zu tun? Wir werden sehen. Beide Dichter gehören ja in andere Themenkontexte, die Transferpotenzial mit Blick auf radikale Gesellschaftspolitik aufweisen.[4] Sie helfen, die Prozessdynamik geschichtlichen Wandels zu verstehen. Doch sie helfen uns, „eigentliche" Transformationen von „uneigentlichen" Makulaturwandlungen zu unterscheiden.[5] Ich könnte jetzt schon eine Antwort geben. Sie wäre in ihrer Dichte aber kaum zu verstehen, sondern bedarf der Lektüre der Abhandlung, in deren Vollzug sich erst diese Sicht der Dinge erschließt: Poetologisch gesehen sind für eine soziale Morphologie Hölderlin und Goethe wichtige poetische Referenzen für das Verständnis von Metamorphosen: Wie ist sozialer Gestaltwandel möglich? Das ist die Kardinalfrage. Wandel gibt es immer. Aber wann ist eine Innovation innovativ? Wann können wir gestalttheoretisch von Innovativität sprechen?

---

1   Vgl. dazu Schulz-Nieswandt F, Köstler U & Mann K (2019) Evaluation des Beratungsansatzes der Beratungs- und Prüfbehörden nach dem Landesgesetz über Wohnformen und Teilhabe des Landes Rheinland-Pfalz (LWTG) Abschlussbericht. thttps://msagd. rlp.de/fileadmin/msagd/19.03.31_Abschlussbericht_Beratungsansatz_BP-LWTG.pdf; Tag des Zugriffs: 21. Februar 2020.

2   Dinter, 2015.

3   Glaab u. a., 2020.

4   Schulz-Nieswandt, 2020m.

5   Schulz-Nieswandt, Köstler & Mann, 2020.

Eine weitere Frage wird sich auf einer Metaebene der vorliegenden Analyse abzeichnen: Wie kann eine wissenschaftliche Evaluation von Phantasie, Mut und sogar von liebender Weltoffenheit sprechen? Gehört so ein Evaluationsbericht zur Gattung der Literatur? Muss Wissenschaft methodologisch nicht das ganz Andere der fiktionalen Literatur sein? Oder erzählt Wissenschaft nicht auch Geschichten über Geschichten? Was ist der epistemische Status der Evaluation, was ihr Wahrheitsverständnis? Auch hier gilt: Wir werden sehen.

Das Thema fügt sich organisch in die Gestalt einer kohärenten Alter(n)spolitik des Landes Rheinland-Pfalz ein. Pflegepolitik bettet sich hierbei in das politische Bemühen ein, die Wohnformen im Alter und für Menschen mit Behinderungen[6] (auch AAL-orientierte unter Einbezug von digitalen Strukturelementen[7]) zu differenzieren und die Netzwerkentwicklung als Sozialkapitalbildung im Sinne von Caring Communities zu fördern. Diese auf die Würde der Person und deren Grundrechte der Selbstbestimmung, Selbstständigkeit und Teilhabe skalierend abstellende Idee der Sozialraumorientierung schließt u. a. auch die Öffnung[8] der Heime zum Quartier ein. Dies gilt trotz der offensichtlichen Probleme, diese Idee nachhaltig und effektiv zu entfalten, wie auch das Projekt „Gutes Altern in Rheinland-Pfalz (GALINDA)"[9] zeigen kann. Es handelt sich eben um Kulturfragen eines längeren, auch von Ambivalenzen geprägten sozialen Lernprozesses. Das zuständige Ministerium des Landes Rheinland-Pfalz versucht, die Rolle der Kommunen mit Blick auf die Steuerung des demographischen Wandels zu stärken. Dazu gehört auch die Pflegestrukturplanung. Die Pflegestützpunkte (man schaue sich den Absatz 2 und 3 des § 7c SGB XI genau an) und die regionalen Pflegekonferenzen werden gestärkt. Das Gemeindeschwester[Plus]-Modell und die daraus zu schlussfolgernden Erfahrungen sind anzuführen.[10] Hier kristallisiert sich die Idee einer wirksamen kommunalen sozialen Daseinsvorsorge heraus. Und da sind wir bereits in der Lehre

---

6   Musenberg, 2013.

7   Vgl. das Projekt „STuDi"und vorher „SUSI TD" unter https://www.dip.de/projekte/projekt-details/; Rag des Zugriffs: 7. März 2020.

8   Schulz-Nieswandt, 2013a.

9   https://www.pthv.de/aktuelles/einzelansicht/news/gutes-altern-in-rheinland-pfalz-galinda/; Tag des Zugriffs: 5. März 2020 sowie die Berichterstattung zum Projektende: https://msagd.rlp.de/de/service/presse/detail/news/News/detail/projekt-galinda-wie-gelingt-die-oeffnung-von-pflegeeinrichtungen-und-einrichtungen-der-eingliederung/; tag des Zugriffs: 5. März 2020. Vgl. i. V. Brandenburg u. a. 2020.

10 Schulz-Nieswandt F, Köstler U & Mann K (2018) Evaluation des Modellprojekts „Gemeindeschwester[plus]" des Landes Rheinland-Pfalz im Auftrag des Ministeriums für Soziales, Arbeit, Gesundheit und Demografie (MSAGD) Rheinland-Pfalz. Köln. (zugänglich unter https://msagd.rlp.de/de/unsere-themen/aeltere-menschen/gemeindeschwesterplus/).

von den Metamorphosen. Was meint sich Kristallisation: Daseinsvorsorge muss
ja nicht entstehen; sie ist ja bereits in der Welt. Man lese dazu Art. 28 GG und den
Art. 36 der Europäischen Grundrechtscharta. Die rechtlich zwingende Idee ist da;
aber die soziale Wirklichkeit entspricht nicht der Idee des Rechts. Das ist die Kluft,
deren Überwindung (zumindest Reduzierung) Thema der sozialen Morphologie und
der innovativen Metamorphosen ist. Im Rahmen der Bund-Länder-Arbeitsgruppe
zur Entwicklung des PSG III konnte sich das Land aber keinen mehrheitsfähigen
Konsens zwischen den Ländern einerseits und zwischen einigen reformwilligen
Ländern und den strukturkonservativen Positionen des Bundes andererseits finden.
Aber handelt es sich nur um pfadabhängigen Strukturkonservatismus? Ist es auch
ein Mangel an Wertkonservatismus, weil die entscheidenden Werte ja gar nicht
Eingang in die Selbstreflexion der Haltungen finden? Denn diese Werte müssen
gewahrt werden. Dazu müssen sie überhaupt angemessen wahrgenommen werden.
Welche Werte ich meine? Ganz einfach: Die „Sakralität der Person" der Würde-
axiomatik in Art. 1 GG i. V. m. § 1 SGB I im Spiegel von Art. 2 GG als Aufgabe des
sozialen Rechtsstaates gemäß Art. 20 GG vor der Hintergrund der Grundrechte
der europäischen Unionsbürgerschaft und den Grundrechtskonventionen des
individualisierten Völkerrechts der UN.

Doch komme ich auf die konkrete Ebene zurück, auf die sich derartige Grund-
satzdebatten beziehen lassen müssen. Im Rahmen der Implementation des WTG
und seines Verordnungswesens will das Land auch im Fall der Unterschreitung der
Fachkräftequote (gemeint sind hierbei nicht nur Pflegefachkräfte) im dialogischen[11]
Verfahren (in Grenzen analog zu verstehen zur partizipativen Bürger*innen-
beteiligung[12]), allerdings die Idee der Verhandlungsdemokratie[13] auf die mittlere
Abstraktionsebene der Kommunikation zwischen (subjektiven Akteuren der) Behörden und (subjektiven Akteuren der) unternehmerischen Einrichtungen (oder
der Trägerebene) runterbrechend, innovative Lösungen fördern, die weitgehend in
Primary Nursing-Pfade (die einschlägige Lehrbuchliteratur hier aussparend bzw.
einklammernd) führen.[14] Dies dürfte auch den Pflegepolitikreformen entgegen-
kommen, die im normativen Fluchtpunkt der Stärkung der Personenzentriertheit

---

11 Über das kulturgrammatische Prinzip der Dialogizität habe ich mich in vielen voraus-
    gegangen Arbeiten infolge meiner Einbettung in den Personalismus des 20. Jahrhunderts
    zum Zwecke einer anthropologischen Fundierung der Lehre von der Sozialpolitik und
    der Gemeinwirtschaftslehre ausgebreitet.
12 Holtkamp, 2017; Wagner, 2019.
13 Meyer, 2014.
14 Schulz-Nieswandt F, Köstler U & Mann K (2019 ff.) Projekt „Prozessbegleitung von
    Praxiskonzepten zur Fachkraftquote" im Auftrag des Ministeriums für Soziales, Arbeit,
    Gesundheit und Demografie (MSAGD) Rheinland-Pfalz. Köln (work in progress).

in Zukunft auf hoch individualisierte Bedarfsdiagnostiken und auf darauf aufbauende hoch individualisierte Personalmixbemessungen hinauslaufen.[15] Diese
„Öffnungsklausel" der in der Tat arbiträren Setzung von Quoten bedeutet aber
nicht, die „Büchse der Pandora"[16] (womit wir wieder bei Goethe sind[17]) des Prome-
theus-Mythos[18] zu öffnen und politisch zum frivolen Qualitätsdumping nach unten
aufzurufen. Damit wird die Wohnortunabhängigkeit der Leistungsfinanzierung
gefördert und Sektorengrenzen werden verflüssigt zugunsten hybrider Gebilde,
die im Sinne von § 3 SGB XI weder rein ambulant noch rein stationär sein werden
und wohnmorphologisch in dieser relativ primitiven Dichotomie binärer Codes
dergestalt erfasst werden können.

Das Projekt der Evaluation hat deutliche transdisziplinäre Züge, ähnlich wie im
Fall meiner Partizipation im NRW-Forschungskolleg zum Themenkreis des Wohl-
befindens bis ins höhere Alter an der Universität zu Köln[19], bleibt aber dennoch eine
vom Auftraggeber unabhängige wissenschaftliche Leistung. Wobei über die sog.
Werturteilsfreiheit der Wissenschaft[20] heute nochmals neu nachgedacht werden
muss. Die Werteorientierung in der Klärung der Bedeutung der Erfahrung der
Befunde ist nämlich radikaler[21] als die, die im Zeitalter der Signatur des sozial-
liberalen Aufbruchs der 1970er Jahre als gesellschaftlich engagierte angewandte
Forschung[22] des „Kritischen Rationalismus" diskutiert wurde. Auch der dortige
Social Engineering-Duktus ist heute nicht mehr angebracht. Heute wird diese
Art von Forschung u. a. in Verbindung gebracht mit der Stakeholder-orientierten
partizipativen, systemisch durchdachten Implementation sozialer Innovationen.

---

15 Brandenburg & Kricheldorff, 2019.
16 Panofsky & Panofsky, 1992.
17 Wellbery, 2017.
18 Peters, 2016.
19 https://grow.uni-koeln.de/: Tag des Zugriffs: 7. Maärz 2020.
20 Hagner, 2012.
21 U. a. Schulz-Nieswandt, 2017c; 2017b; 2018b; 2018c; 2019e; 2020b.
22 Badura, 1976.

Inhalt

Exkurse und Schaubilder

Exkurse

Schaubilder

Einleitung

Betrachte ich die vorliegende Analyse aus der Rollensicht als Vorsitzender des Kuratoriums Deutsche Altershilfe (KDA), so kann ich nur, KDA-satzungsgemäß, Ideen vorantreiben und das Denken in seiner Koppelung an entsprechend passende Sichtweisen auf neue Pfade sozial innovativer Experimente lenken.

Grundlage ist das Menschenbild der Personalität, welches das natürliche und „heilige" Recht der Würde zum Fluchtpunkt aller Orientierungen macht und dies konkretisiert als Werte der möglichst selbstständigen Selbstbestimmung in der Teilhabe am normalen Alltag des Gemeinwesens als gelingendes Miteinander in der gesellschaftlichen Vielfalt. Der Fokus liegt auf dem kommunalen Raum der Lebenswelten der Menschen. Die Quartierkonzepte und Nachbarschaftsprojekte sind hier ein etabliertes Beispiel. Doch auch hier sind Fortentwicklungen notwendig.

Wichtig wird es sein, die Suche und Auswahl innovativer Ideen in partnerschaftlichen Antragstellungen an skalierenden Konkretisierungen der Innovativität auszurichten. Darauf ist die Kultur des dialogischen Arbeitens der regulativen Behörde des Landes Rheinland-Pfalz ausgerichtet. Das ist im Kern das vorliegende Thema[1], das aber tiefgründiger zu verstehen ist, also keineswegs allzu technisch als organisatorischer Wandel von Verwaltungsbehörden. Das Thema hat eine philosophische Tiefe, ist weder soziologisch noch psychologisch trivial, verändert die Rechtskultur des Sozialstaates und berührt somit auch die Staatsrechtslehre im Lichte der Rechtsphilosophie. In mittelfristiger Sicht geht es darum, die Gesellschaftsgestaltungspolitik – hier taucht er ins Wort geklemmt wieder auf: der Gestaltwandel – stärker und nachhaltig auf die Reise zu modernen Fortschritten im gesellschaftlichen Miteinander treiben.

Partner solcher kreativen und mitunter mutigen (kontrolliert risikobereiten) Offenheiten zu Grenzüberschreitungen hinein in neue Räume des sozialen Experi-

---

1 Grundlegend und umfassend dazu Schulz-Nieswandt, Köstler & Mann, 2020.

© Der/die Autor(en), exklusiv lizenziert durch
Springer Fachmedien Wiesbaden GmbH, ein Teil von Springer Nature 2021
F. Schulz-Nieswandt, *Gewährleistungsstaatlichkeit zwischen Wächterfunktion und Innovationsinkubator*, Vallendarer Schriften der Pflegewissenschaft 7,
https://doi.org/10.1007/978-3-658-32916-7_1

mentierens und Lernens sollen die Einrichtungen und Träger der bundesdeutschen sozialunternehmerischen Wohlfahrtsgesellschaft sein, dabei die privaten und die freien sowie die nur von marginaler Bedeutung seienden öffentlichen Träger umfassend. Notwendig ist jedoch dann die Öffnung zu neuartigen innovativen, jüngeren, alternativen Visionen eines ganz neuen Denkens, in der ideologischen Topographie des Denkens angesiedelt jenseits etablierter Routinen, bislang bewährter Standards, jenseits der zum Teil verlogenen gängigen Strukturen usw. Daher wird z. B. auch, aber nicht nur, die digitale Transformation eine wesentliche Rolle spielen, sofern sie der Lebensqualität des Wohnens, der Mobilität als Voraussetzung der Teilhabechancen, der Verbesserung der Care-Kulturen der (programmcodierten) Institutionen und ihren (habitualisierten) Professionen und der (keineswegs Ambivalenz-freien) Zivilgesellschaft dienen. Wir müssen uns mit der Entdeckung neuer Perspektiven beschäftigen und Projekte entwickeln, um mit den Menschen und mit den diesen Menschen unmittelbar verpflichteten Akteuren der organisierten Sorgearbeit gemeinsam den Zielen der *conditio humana* unserer normativ-rechtlichen Vorgaben und ihrem personalistischen Menschenbild zu dienen. Dieses Dienstprinzip orientiert sich an der Dominanz der Sachziellogik gemeinwirtschaftlichen Handelns. „Wahre" Care-Ökonomik ist nicht kapitalismusfähig, „unwahres" Wirtschaften schon, wird damit aber „uneigentlich".

Narrative Wissenschaft und die Notwendigkeit normativer Spiegelungen der empirischen Befunde

Vom Leben handeln die Geschichten[2], welche die qualitative Sozialforschung trotz oder gerade wegen der engagierten Involvierung in ethnographischer Haltung methodischer Distanz als rekonstruktive Erzählungen nacherzählt.[3] Ist Literatur Exegese des Lebens, so ist Sozialforschung als Wissenschaft ebenso eine poetische Exegese der Geschichten des Alltags der sozialen Wirklichkeit, selbst dann, wenn mathematische Modelle in der Datenanalyse genutzt werden, denn auch Mathematik ist eine an Symbolsysteme gebundene Sprache; die Bedeutung der erzeugten Datenlandschaften müssen aber erst zum Sprechen gebracht werden. Und dies geht nur im Lichte von normativ-rechtlichen Sinnhorizonten, die im Hintergrund anthropologisch im Axiom der Würde der Person fundiert sind.

Die Schnittflächen zwischen Literatur und Wissenschaft nehmen so Gestalt an. Faktualität und Fiktionalität sind in dieser poetologischen Sicht also nicht einfach binär kontrastiert. Denn die Fakten sprechen erst im Modus einer Erzählung, die aber die Fakten organisiert, hin zu einem Sinngebilde, also nicht in einem alltäglichen Sinne der reinen Fiktionalität. Selbst ein Märchen enthält im Lichte psychoanalytischer Hermeneutik eine existenzielle Wahrheit, analog zum klassischen Mythos, den wir immer nur im rezeptionsästhetischen Modus einer re-mythisierenden Hermeneutik „haben". Eigentlich lässt sich ein wesentlicher Teil der Analyse im Modus des Zusammenspiels verschiedener Metaphern fassen.

---

2   Goslar, 2020.
3   Zur Poetologie der Sozialforschung vgl. auch in Schulz-Nieswandt, Köstler & Mann 2020.

Springer Fachmedien Wiesbaden GmbH, ein Teil von Springer Nature 2021
F. Schulz-Nieswandt, *Gewährleistungsstaatlichkeit zwischen Wächterfunktion und Innovationsinkubator*, Vallendarer Schriften der Pflegewissenschaft 7,
https://doi.org/10.1007/978-3-658-32916-7_2

1.1   Innovationen!? Innovativität zwischen Dispositivordnung, Inklusionsidee und Leerformel

Die Beratungs- und Prüfbehörden könnten sich, so eine unsere ausblickenden Hypothesen, zu Innovationsinkubatoren entwickeln. Der Inkubationsbegriff ist hier einerseits der Gründungsmanagementlehre und -forschung entnommen. Andererseits wird noch ein Zugang zum Inkubationsthema eröffnet, der disziplinär anders verortet ist.

Es geht also um „innovative Innovationen". Die Begriffsdoppelung ist intentionaler Art: Wann ist eine Innovation eigentlich wirklich innovativ? Die Zahl der Buchpublikationen ist stark angewachsen. Bei einem schnellen Überblick wird bereits die Qualitätsstreuung deutlich. Es ist demnach zum Teil ein leerformelhafte Modethema, so wie Mode[4] selbst eine Erscheinung zyklischer Pseudoinnovationen darstellt. Insgesamt gesehen ist unsere Gesellschaft unter das Dispositiv der Pflicht zur Innovation gestellt worden, so dass die Menschen, um an die post-strukturale „Regierungslehre" von Michel Foucault anzuknüpfen, zu mitspielenden Subjekten geformt werden.[5] Sein Begriff der „Gouvernementalität" spielt auf diese Machtsysteme der Diskurse, Institutionen und sozialen Praktiken der Regierung durch habitualisierende Erziehung als Formung von Mentalität an.

Obwohl es eine zunehmende Dynamik der Publikationen über soziale Innovationen gibt (und sich hierbei erste Beiträge auch an Fragen sozialraumorientierter Politik der [pflegerischen] Sorgearbeit für ältere und alte Menschen im Kontext von Wohnen und Mobilität orientieren), fehlt es an einer normativ fundierten Skalierung, die es ermöglicht, eine Antwort auf die grundlegend wichtige Frage zu geben, wann und inwieweit man von einer Innovativität der Innovationen sprechen kann. Zwar gibt es erste Ansätze zur Skalierung der Inklusivität des Wohnens von Menschen mit Behinderung (aus denen ein Transferertrag [auf den Sektor der Langzeitpflege] denkbar ist), und im Feld der inklusiven Schule haben sich Skalen zur Messung der inklusiven Einstellung der Professionen entwickelt. Mitunter wird unsere Gesellschaft als „experimentelle Gesellschaft" bzw. „Experimentiergesellschaft" bezeichnet.[6] Analog dazu erweist sich das Dispositiv des lebenslangen

---

4   Nyfeller, 2019; Schlaffer, 2016.
5   Vgl. auch Bröckling u.a., 2015.
6   Böschen, Groß & Krohn, 2017; Eysenck, 2019.

Lernens[7] zugleich als „Enhancement"-Dispositiv zur Kreativität. Aber tatsächlich ist Kreativität[8] zur Überwindung von Pfadabhängigkeiten wichtig.[9]

Das Individuum ist in diesem Kontext gefragt, weil auch Organisationen bzw. Unternehmen nur als zweckgerichtete Kulturen von Funktionsfigurationen zu verstehen sind.[10] Aber wir folgen erneut dem Poststrukturalismus von Michel Foucault und der Psychoanalyse von Jacques Lacan, wenn wir von der methodologischen De-Zentrierung des Subjekts ausgehen und daher das Drehbuch der Institutionen verstehen müssen, das sich formend in den Subjekten einschreibt. Damit ist der Habitus der Individuen von zentralem Forschungsinteresse, aber eben auch der Programmcode der institutionellen Settings. Somit ist mit Blick auf die Innovationspfade doch auch das gemeint, was die Managementliteratur kulturelles Change Management der Unternehmensphilosophie, der Unternehmenskultur und strategischen Unternehmenspolitik sowie des Geschäftsmodells nennt.

Bei authentischer Innovativität sozialer Innovationen müssen der Programmcode (als Sprache) und der implementative Habitus (als Sprechakte und entsprechende soziale Praktiken sowie symbolische Performativitäten) aber Inklusions-orientiert positiv skalierbar sein.

Inklusion ist eine Leitidee des Sozialraums als gelingendes soziales Miteinander im Kontext der Normalisierung des Wohnens im Skalierungshorizont von Selbstbestimmung, Selbstständigkeit und Teilhabe (zusammengefügt zu einem *SST-Modell*) als grundrechtlich gefasste semantische Dimensionen des naturrechtlichen Axioms der personalen Würde (*pW-Axiom*).

Die innere Hierarchie ist so zu verstehen: Die soziale Wirklichkeit (der sozialen Praktiken institutioneller Wohn-Care-Arrangements) wird konfrontiert – ihr wird ein Spiegel vorgehalten, der das Diktum von Rilke[11] transportiert: „Du musst dein Leben ändern" – mit den Wahrheitsansprüchen der Regulationsregime (RR), die in den normativ-rechtlichen Vorgaben des modernen sozialen Rechtsstaates

$$UN \to EU \to GG \to SGB \to WTG$$

inkorporiert sind und über die Funktionen des Wächterstaates (W) sowie der inkubatorischen Dialogik (iD) zu einem innovativen Konfliktmanagement (iKM) führen sollen:

---

7   Spilker, 2013; Hof, 2009.
8   Reckwitz, 2012.
9   Dazu auch Scholemann, 2020.
10 Zum figurationssoziologischen Denken von Norbert Elias vgl. Goudsblom, 1979: 139 ff.
11 Dazu auch in Schulz-Nieswandt, 2020m.

pW-Axiom → SST → RR (W; iD) → {iKM} ← soziale Wirklichkeit des Sektors.

Es handelt sich hier demnach um eine „zivilisatorische Binnenmodernisierung sozialer Marktwirtschaft".

Doch welches Bild vom Staat soll hier zur Geltung kommen? „Urbild", lange Schatten werfend, ist der Leviathan, doch sind, Buchtitel aus der neueren Thomas Hobbes-Forschung, der entsprechenden ikonographischen Leviathan-Forschung und der allgemeinen Staatslehre betrachtend, die Bilder, die man sich von seiner Herrschaft heute macht, sehr verschieden. Die Literatur ist Legende und soll hier nicht ausgebreitet werden. Der Leviathan sei „vermisst", aber auch „wiederkehrend", unterliegt „Metamorphosen", sei „gefräßig" (wie einst der Minotaurus), im Zeichen der „Krise" zu sehen, wird „entmachtet", ist ein „Labyrinth" usw. Der Staat verflüssigt sich zur Staatlichkeit, nachdem die Regierungslehre (als Akteurs-Lehre eines Machtzentrums) bereits von der Theorie des politischen Systems – bei Michel Foucault durch ein post-monarchisches und post-souveränes Verständnis des Staates von disziplinierenden epistemischen Ordnungen abgelöst – überwunden wurde. Immer ging es um die Ordnung, um die Regulierung der (bürgerlichen) Gesellschaft, als Marktgeschehen, aber auch als Privatsphäre der Familie und der privaten Häuslichkeit, diese längst nicht mehr als Konsuminstitution, sondern als Orte der Wohlfahrtsproduktion zum Thema der Gesellschaftspolitik geworden. Große Themen taten und tun sich hier auf: Krise des Parlamentarismus, Rolle der Ministerialbürokratie, die Effizienz föderaler Ordnungen, der Aufstieg der Verfassungsgerichtsbarkeit, Aufstieg und Niedergang der Parteiendemokratie und die Krise der politischen Eliten, der Kohortenwandel der Politiker*innen, die Rolle der Verbände und des Neo-Korporatismus, die Macht der Medien, das Verhältnis von Polity, Politics und Policy, Europäisierung und Globalisierung, Erosion und Ende des Nationalstaates. Das vorliegende Thema ist von diesen Megathemen nicht unberührt. Dennoch dürfen hier die ganz großen Fragenkomplexe eingeklammert werden. Relevant ist – breit erforscht und diskutiert[12] – dennoch der Spielraum der eigengesetzlichen Länder und ihre Determinanten mit Blick auf Optionen und Ligaturen, Potenziale und Limitationen, dabei auch in Einordnung in die Politikverflechtung und in das Mehr-Ebenen-System der Rechtsregime vom Völkerrecht bis eben zur Kommune als Geschehensort der öffentlichen Daseinsvorsorge.

Diese Regulierungsbedürftigkeit von Gesellschaft gilt immer schon als Ansage an den „kapitalistischen Geist" des Wirtschaftens. Gemeint ist der Geist einer Produktionsweise, der, den edukativen Überbau zur Produktivkraft seiner eigenen ökonomischen Basis machend, sein Spinnennetz auch gouvernemental ausbaut und

---

12 Reutter, 2020.

disponierend tief eindringt in Geist, Seele und Körper der Subjekte der modernen Gesellschaft. Aber in Bezug auf das vorliegende Thema des Sektors des Wohnens mit Behinderung und/oder Pflegebedarf ist eine weitere Modernisierung der Staatlichkeit[13] auch dann erforderlich, wenn (quasi im Rahmen einer dualen Wirtschaftsordnung mit gemeinwirtschaftlichen Ausnahmesektoren[14]) die (kontroverse) österreichische Burgenland-Politik[15] der Vorrangigkeit der Gemeinnützigkeit in der Gewährleistungspraxis des Staates durch Neuauslegung des bislang hegemonialen verfassungsrechtlichen Gebots der Gleichbehandlung[16] mit Blick auf die horizontale Subsidiarität zwischen freien und privaten Leistungsanbietern im Sinne des funktionellen Unternehmensbegriffs des EU-Wettbewerbsrechts[17] zur Anwendung käme. Denn: Auch freigemeinnützige Unternehmen bedürfen des Wechselspiels zwischen Innovationsbereitschaft und -fähigkeit einerseits und der inkubatorischen Dialogik des (dazu ebenfalls erst zu befähigenden) Regulationsstaates im Spiegel der normativ-rechtlichen Vorgaben andererseits. Und auch eine rein öffentliche Lösung im Sinne des Inhouse-Prinzips bedürfte der Implementation einer Kultur permanent lernender Organisationen: Auch öffentliche Unternehmen mit einem höheren Grad an Managementspielräumen (z. B. auch in der rechtlichen Form als Anstalten des öffentlichen Rechts) im Governance des Unternehmens auf der Grundlage der Sachzieldominanz[18] des öffentlichen Auftrages bedürfen der Regulation.

Heben wir diese strakten Formulierungen der Ebene einer „Staatlichkeit im Wandel" nochmals auf eine anders gelagerte Abstraktionsebene einer „Philosophie wahrheitsfähiger sozialer Innovationen": Henri Bergson hatte den Fokus seiner Idee der schöpferischen Evolution[19] auf das „Werden" im Strom der Zeit (die der Mensch – z. B. depressiv[20] – als „Dauer" erlebt) gelegt. Der „élan vital" ist onto- wie phylogenetisch der Wille zur Formbildung und zur Differenzierung. Bergson

---

13 Auf verschiedene Richtungen von Staatsverständnissen bin ich jüngst eingegangen in Schulz-Nieswandt, 2020k. vgl. auch in Schulz-Nieswandt, 2012; 2019a.

14 Ritschl, 1931. Vgl. auch Thiemeyer, 1970.

15 Vgl. auch zum Einstieg in dem komplexen Diskurs zu dieser Aktivität: https://www. burgenland.at/fileadmin/user_upload/Bilder/Aktuelle_Meldungen/2019/Maerz/Zukunftsplan_Pflege_21_Massnahmen_fuer_die_Pflege_der_Zukunft.pdf; Tag des Zugriffs: 16. August 2020.

16 Schulz-Nieswandt, 2014b.

17 Schulz-Nieswandt, 2013c.

18 Kosiol, 1972.

19 Bergson, 2013.

20 Bollnow, 1983.

philosophierte mit Prozessbegriffen. Hölderlin[21] dichtete nicht in (analytischen) Begriffen, sondern in Bildern.[22] Es waren bei ihm Winde, Ströme, Wolken, der Zug der Vögel, die bei ihm das dionysische Leben ausmachen.[23]

1.2   Zur Poetologie der Sozialforschung

Davon handeln die Geschichten[24], die qualitative Sozialforschung trotz oder gerade wegen der engagierten Involvierung in ethnographischer Haltung[25] methodischer Distanz als rekonstruktive[26] Erzählungen[27] nacherzählt.[28] Ist Literatur Selbstexegese[29], so ist Sozialforschung als Wissenschaft poetische Exegese der Geschichten des Alltags der sozialen Wirklichkeit[30], selbst dann, wenn, wie ich schon sagte, mathematische Modelle in der Datenanalyse genutzt werden, denn Mathematik ist eine Sprache; die Bedeutung der erzeugten Datenlandschaften müssen aber zum Sprechen gebracht werden. Und dies geht nur (s. o.) im Lichte von normativ-rechtlichen Sinnhorizonten (des *SST-Modells*), die im Hintergrund anthropologisch im *pW-Axiom* fundiert sind.

Sozialforschung erzählt uns demnach eine Geschichte über die in Raum[31] und Zeit[32] gestellten[33], inter-individuell verstrickten Geschichten der sozialen Wirklichkeit der Menschen.[34] Die Sozialforschung über die Entdeckung und Entfaltung

---

21 Etzold, 2019.

22 Vgl. auch Junge, 2019.

23 Schulz-Nieswandt, 2020m. Das Dionysische bei Nietzsche als Metapher des Freud'schen „Es" zu dechriffrieren, erscheint mir etwas zu einfach: Georg, 2015. Komplexer: Risafi de Pontes, 2014 sowie Hannig, 2020.

24 Haumann, 2012.

25 Vine u. a., 2018.

26 Schumann u. a., 2915.

27 Früh & Frey, 2014.

28 Dazu auch Vaassen, 2012.

29 Mahr, 2019.

30 Dazu auch Azzouni, Böschen & Reinhardt, 2015.

31 Meier & Schlenker, 2020.

32 Bachtin, 2008.

33 Lotman, 2010a.

34 Dies ganz im Sinne eines phänomenologischen Strukturalismus (Holenstein, 1975). Pierre Bourdieu nannte seine ethnologische Soziologie der Klassengesellschaft eine

sowie Verbreitung sozialer Innovationen ist eine Erzählung von Transgressionen. Daher sprach ich in einigen vorausgegangenen Studien[35] von „dionysischer Sozialpolitik"[36], von der „Trunkenheit" der Sozialpolitik, denn das „Wahre ist der bacchantische Taumel"[37], als Teil der gestaltenden Gesellschaftspolitik, die Grenzen überschreitet und im transgressiven Sinne dieser Überstiege[38] Pfade in Utopia eröffnet.[39] Gemeint sind Prozessinnovationen (z. B. enthospitalisierende De-Institutionalisierungen und Sozialraumöffnungen von anstaltsförmigen Settings von Care und Cure), die aber ebenso auf neue Produkte (z. B. von Wohnen in Caring Communities) abstellen können. Ein aktuelles Thema dürfte hierbei höchst instruktiv und im paradigmatischen Sinne exemplarisch sein.

Exkurs 1 Das Hygiene-Dispositiv der Pflegeheime, wo der alte Mensch zur Verschlusssache wird. Die Eskalation unter Corona-Bedingungen.

Welche Hypothese[40] leitet die nachfolgenden Gedanken? Es geht um den alten Menschen als „Verschlusssache"[41]. Die Hypothese lautet daher: Corona lässt die ohnehin ausgeprägt ausgrenzende Isolation der Heime als hospitalisierte Wohnlebenswelt[42] auf einer neuen Stufenleiter der Entnormalisierung eskalieren.[43]

Die Frageperspektive: Worauf insistiert die Sicht? Ich fokussiere auf die Situation hochaltriger Menschen im Pflegeheim als Ort des Wohnens. Was passiert nun, was geschieht an diesen Menschen im Lichte der Corona-Krise?

Synthese aus Strukturalismus (als Soziologie sozialer Relationen) und Hermeneutik (als Sinnverstehens der expressiven Habituspraktiken). Wenn ich mich an meine Studien der Werke von Émile Benveniste, Louis Dumont oder Julia Kristeva erinnere, so waren für mich Semiotik und Strukturalismus nie der unvereinbare Gegensatz zur Phänomenologie, sondern lieferten die Codes (oder auch klassifikatorische Kategorien: Allen, 2000), die die phänomenologische Erschließung der Welt strukturierten. Zur konvergenten Komplementarität von Semiotik und Phänomenlogie vgl. auch Brömßer, 2019.

35 Vgl. u. a. Schulz-Nieswandt, 2013a; 2013b.
36 Schulz-Nieswandt, 2015c.
37 Nancy, 2016.
38 Schulz-Nieswandt, 2017c.
39 Lotman, 2010b.
40 Schulz-Nieswandt, 2020j.
41 Schulz-Nieswandt, 2020h.
42 KDA, 2019; Schulz-Nieswandt, 2020e.
43 Schulz-Nieswandt, 2020f.

Eigentlich sollen Heime Orte des normalen Wohnens sein. Normalität meint hier ein Verständnis von Wohnen als Ort des alltäglichen Lebens, das die moderne Gesellschaft in einem normativen Sinne für sich reklamiert. Diese Normalitätsvorstellung ist geprägt von der Haltung, die Merkmale dieses Lebens seien uns heilig: Gemeint ist die Würde der Person, definiert über die Dimensionen von Selbstbestimmung, Selbstständigkeit und Teilhabe. Der Soziologe und Sozialphilosoph Hans Joas sprach in diesem Sinne von der „Sakralität der Person". Diese Auffassung ist grundrechtstheoretisch fundiert und mehrschichtig verankert im Völkerrecht, Europarecht, Verfassungsrecht, Sozialgesetzbücher und Gesetzgebungen der Bundesländer. Die Corona-Pandemie verweist uns nun auf soziale Praktiken zwischen Solidarität und Ausgrenzung. Die Sorge der Politik, die rechtlich der Gesellschaft der Bürger*innen verordnet wird, gilt explizit dem Schutz vor dem Tod vulnerabler Gruppen und hierbei insb. dem hohen Alter. Einerseits. Andererseits wird damit das hohe Alter in den Pflegeheimen zugleich verstärkt dem sozialen Tod infolge von sozialen Ausgrenzungen ausgesetzt. Das ist ein fundamentaler Zielkonflikt. Ist es ein tragisches Dilemma, also ausweglos?

Die bereits alte Herausforderung: Die soziale Wirklichkeit, trotz der heute zu konstatierenden Differenzierung und Vielfalt der Lebenswelten „Heim", sieht oftmals anders aus als unsere Rechtswelt es vorsieht, eine Differenz (weiter oben sprach ich von einer „Kluft"), auf die sich bereits die lange Geschichte des Rückbaus „totaler Institutionen" (im Sinne der Soziologie von Erving Goffman) in kritischer Reflexion der Institutionalisierung und Hospitalisierung bis heute bezieht.

Gehen wir mit ethnographischer Betrachtung an dieses Lebensweltsetting heran, als sei ein Heim für uns eine fremde Welt: Was für ein Film läuft hier ab? Was ist das Drehbuch, der Programmcode, die Logik der Einrichtung und der Habitus der Professionen? Auch ohne Corona ist die Atmosphäre von Heimen an dem Vorbild von klinischen Hygieneordnungen von Akutkrankenhäusern orientiert. Folglich fragt es sich, wie es um die besagte Normalität des Wohnens steht. Was treibt diese Verfehlung der Normalität im Heimleben an? Ist es eine von den Affektordnungen der Angst und des Ekels geprägte Kultur des Umgangs mit dem hohen Alter? Wird das hohe Alter wahrgenommen als dem Tod geweihter Verfall von Geist und Körper? Geht es um Andersheit und Fremdheit? Um das Monströse? Geht es um Geruch? Um Hässlichkeit? Befremdet uns die an die übliche Sprache gebundene Unverstehbarkeit des Menschen mit Alzheimer-Demenz? In der Religionswissenschaft nennt man eine solche ablehnende und auf Ausgrenzung hin angelegte Haltung eine apotropäische Hygieneangst, aus der ein Dämonenabwehrzauber resultiert. Gehen wir daher

Die Vermeidung des biologischen Todes, an dem sich der Mensch angesichts der moralischen Erwartungen der Gesellschaft, *gefiltert durch negative, defizitorientierte und daher stigmatisierende Altersbilder stereotypischer Art*, sonst moralisch oder gar strafrechtlich schuldig machen würde, kippt als Formwandel des Apotropäischen um in die nochmals gesteigerte klinische Hygieneregime, die die Normalität des Wohnens noch tiefer als ohnehin unterlaufen und innerhalb der Einrichtungen zu isolierender Ausgrenzung gegenüber den feindlichen Außenräumen führen. Die mitunter im Kult des Heroischen inszenierte nun einen Schritt weiter, um sodann im Anschluss daran gleich den weiteren Schritt zu gehen, zu verstehen, wie die Erfahrung von Corona ins Spiel kommt: Käme nun noch das Stigma des alten Menschen als gefährlicher „Keimträger" hinzu, so kommt die Frage auf, wie wir uns auf unserer Zivilisationsstufe dazu verhalten. Möglich ist einerseits die Flucht vor dem greisen Menschen als passiver Reaktionsstil. Das ist Tabu, denn diese Form wäre „strukturelle Gewalt" der Vernachlässigung. Die Aufforderung zum Disengagement ist eine bekannte Form dieser Ausgrenzung, die deshalb so schmerzhaft ist, weil der ältere Mensch gefragt sein will und eine Bedürftigkeit nach Generativität zum Ausdruck bringt, also sinnvolle Aufgaben (Rollen) übernehmen möchte. Andererseits ist natürlich die Tötung als aktiver Reaktionsstil tabu. So bildet sich alternativ ein Muster sozialer Ausgrenzung heraus, das sich, um an Michel Foucault anzuknüpfen, zuspitzen kann zum panoptischen Quarantänemodell. Nun kommt Corona als eine neue Stufe der alten Herausforderung ins Spiel.

Die Grundrechtsverletzungen der Heimbewohner*innen: Wenn der externe Mitmensch als Besucher aus dem Sozialraum (Familie, Partnerschaft, Freundschaft, Ehrenamt) zum gefährlichen Keimträger für die alten Menschen im Innenraum der Einrichtungen wird, so verändert sich die Haltung. Aus der apotropäischen Haltung (die nicht verschwindet, sondern die Form ändert) vor der einrichtungsinternen Erfahrung der Bedrohung durch das Unverstandene und Fremdartige des Alters erwächst nun der *altruistische Paternalismus* angesichts einer imaginierten *Schutzbedürftigkeit von Schutzbefohlenen.* Die *These* lautet daher: Diese pauschale Stigmatisierung der Schutzbedürftigkeit der vulnerablen Gruppe der „Alten" kappt die gerade erst im langsamen und widerspruchsvollen Wachstum befindliche Sozialraumöffnung der Heime. Schutz und Sicherheit statt sozialer Kontakte: Das Grundrecht des alten Menschen auf Selbstgefährdung als Ausdruck der Selbstbestimmung mit Blick auf das ebenso grundrechtlich kodifizierte Teilhaberecht wird massiv verletzt. Für-Sorge für den vulnerablen alten Menschen wird dergestalt teuer „erkauft" mit Praktiken des sozialen Todes des ausgegrenzten *homo patiens.*

Die akzeptable Beschränkung der Freiheit der Mehrheit: In leichter Form wird das Hygieneregime des Pflegeheims nunmehr in der Gesellschaft abgebildet: Die Menschen ziehen sich für Wochen in ihre private Häuslichkeit zurück. Das Pflegeheim wird zum Vorbild, die Gesellschaft zum Abbild, also, psychoanalytisch gedacht, zur Rückübertragung. Hatte doch die Gesellschaft der Insider des normalen Lebens die eigene Angst vor dem Altern als Souveränitätsverlust in der Weise der Übertragungsleistung verlagert auf die Outsider der Heimbewohner*innen, die nicht völlig vernachlässigt oder gar getötet, aber ausgegrenzt werden. Ihnen bleibt, um mit Giorgio Agamben zu reden, das „nackte Leben". Doch im Vergleich zum Heimleben handelt es sich nur in Spezialfällen bei der Mehrheitsbevölkerung in der Corona-Krise um eine totale Quarantäne. Spazierengehen, Joggen, Einkaufen, in Grenzen auch Berufstätigkeit ist möglich. Digitale Räume sind – anders als im Durchschnitt in Heimen – nutzbar. Im Fall von Corona fühlt sich die gesellschaftliche Mehrheit selbst gesundheitlich, ökonomisch mag dies anders liegen, nicht gravierend bedroht. Die Angst vor den Keimträgern hält sich in der Mehrheit der Bürger*innen in Grenzen. Vor diesem Hintergrund fällt der politisch abgeforderte solidarische Altruismus, die Risikogruppen zu schützen, relativ einfach. Offensichtlich funktioniert das auf Empathie basierende Sittengesetz von Kant – als *generöser Solidarpaternalismus* – recht gut. Das klammert jene Teilpopulation der bunten Gesellschaft nicht aus, die Verschwörungstheorien folgen und den Art. 2 GG nur bis zum Komma lesen, also keine Ahnung von der Rechtsphilosophie negativer Externalitäten haben, offensichtlich unter defizitär entwickelten komplexe Spiegelneuronen leiden, ihre Grundrechte einfordern, aber bereit sind, die Demonstration mit der „Neuen Rechten" gemeinsam durchzuführen. Der Dämonenabwehrzauber unserer Zivilisation würde jedoch sicherlich ein ganz anderes, hässliches Gesicht haben, wenn es sich um Ebola oder um die Pest handeln würde.

Fazit: Demnach wirken sich in der Corona-Krise die ohnehin schon etablierten klinischen Hygieneregime nunmehr in eskalierender Form der Kasernierung aus: Die erst als zarte Pflanzen wachsenden Formen der Öffnung der Heime zum Sozialraum des Quartiers hin werden stillgelegt. Das Risikomanagement von Corona läuft hier nicht wie im Fall des normalen Alltags der nachbarschaftlich und infrastrukturell vernetzten privaten Häuslichkeiten und gemeinschaftlichen Formen privaten Wohnens ab. Als Frage rückt somit in das Zentrum der kritischen Diagnostik des Heimlebens: In welcher Lebensqualität würden die Menschen das Corona-Virus bewältigen oder auch am Virus sterben, wenn dies in lokalen Caring Communities statt in der Dichte des Heimwohnens geschehen würde? Und: Hat die Gesellschaft den expliziten oder mutmaßlichen Willen der Heimbewohner*innen befragt? Es liegt in der Logik rhetorischer Fragen, die Antwort gleich mit zu transportieren. Es handelt sich also nicht um eine tragische Dilemma-Situation, in der es keinen Ausweg ohne Schuld gibt. Die Schuld der Gesellschaftspolitik – und damit aller Bürger*innen – liegt in der über lange Zeit nicht wirklich gewollten Transformation der Wohnformen im Alter als Normalisierung der Form des sozialen Daseins. Corona hat die *Dichteform der Kasernierung* der „Alten" nur noch in gesteigerter Form auf die Spitze getrieben.

Zurück aus dem Exkurs. Dies bedeutet eine neue soziale Geometrie der Insider und Outsider, der zivilisierten Innenräume (Kultur) und der Wildnis des topologischen[44] Da-Draußen (Natur), und die im Sinne von Foucault als positive „Heterotopien"[45] zu verstehen sein werden.[46]

1.3 Rolle der Metaphern mit Blick auf eine „kleine (Goethe'sche) Philosophie" der Transformationsbiographie

Eigentlich lässt sich ein wesentlicher Teil der Analyse im Modus des Zusammenspiels verschiedener Metaphern[47] fassen. Es geht um „schwarze Schafe", um „Augenhöhe", um ein „Ampelsystem" etc. Man wird das Ampelsystem grüner, gelber und roter Anbieter im Lichte der Kulturgeschichte[48] und Psychologie[49], die diagnostischen Grenzen für die Charakterkunde (im Sinne des Lüscher-Farbtestes[50]) bedenkend, nochmals tiefer verstehen, als es sonst möglich ist, wenn man sich den Bildern semiotisch nähert. Dabei mögen sich die Bedeutungszusammenhänge verschoben haben; aber es gibt jeweils immer eindeutige Zuschreibungen als Charaktermerkmale. Weiß stand in der Antike wie heute für Reinheit, Rot in der Antike für Kraft und

---

44 Pichler & Ubl, 2009.
45 Vgl. auch Al-Suadi, 2011.
46 Schulz-Nieswandt, 2016d.
47 Jung, 2014; Schmitt, 2017.
48 Schaustein, 2012; Finlay, 2019; Rider, 2000.
49 Hebestreit, 2007; Wunderlich, 2012.
50 Lüscher, 1971.

Stärke, heute für eine politische Positionsbestimmung[51] und im vorliegenden Kontext steht Rot als Warnfarbe für gefährliche Entwicklungen. In manchen Kulturen trägt man Schwarz[52] als Trauerfarbe, bei anderen ist Weiß[53] die Farbe der Kleidung bei Beerdigungen. Hier werden die Farben geradezu diametral vertauscht, aber das ist egal: Im jeweiligen Kontext sind die Farben des Daseinsthemas eindeutig codiert.[54]

Und wenn die Evaluation angesichts der bisherigen Lebenszeit der neuen Philosophie der Beratungs- und Prüfbehörden nur als Zwischenevaluation angesehen werden kann, so wäre sogar der Spruch, wir wären „guter Hoffnung", eine Redeweise, die voller Theologeme ist.[55] Um Schwangerschaft, Pubertät und frühe Adoleszenz des Projekts in seiner Biographie geht es nicht mehr; aber dennoch ist die Güte der Idee eine Funktion der Zeit, sofern sie zur Reifung[56] genutzt wird. Man muss den Dingen ihre Zeit geben, zwar nicht einfach „laufen lassen", sondern beobachtend begleitend fördern.[57] Wenn man so will, hat die Politik eine pädagogische Aufgabe gegenüber (der Kultur) ihrer Administration, die also kultiviert werden muss, womit die Metapher der Gartenarbeit[58] nicht falsch ist. Im Hiatus zwischen Natur (Wildheit der Unternehmen im Markt im „Spinnennetz" des Kapitalismus) und Kultur (regulative Politik als Zivilisierung der Natur) wird man, um die Angst zu bewältigen, verantwortungsvoll mit Geduld den transzendentalen Mut zum Experiment haben müssen.

Wenn man so will, geht es um die zentrale Weichenstellung der Phase der Adoleszenz[59] im Lebenszyklus: Welchen Weg soll die Gesellschaft einschlagen?

Der Kulturwandel ist ein Prozess des Werdens; und das Wachstum benötigt Zeit, muss aber erfüllte Zeit im Sinnhorizont der Zwecksetzung der Gründungsphase sein, denn während des Wachsens kann das Werden verfehlt werden. Entfremdungsprozesse zwischen Satzungszweck und gelebtem Leben des Sozialgebildes können eintreten. Es geht um eine Lebenszeit[60] zwischen Geschichte und Zukunft als (linear gedachte[61]) Entwicklungszeit. Das sind alles Fragen einer sozialen Morphologie

---

51 Koenen, 2017.
52 Haarmann, 2005; Pastoureau, 2016.
53 Oettl, 2009.
54 Leach, 1978.
55 Hallwaß, 2018.
56 Winnicott, 2006.
57 Hafeneger, 1995.
58 Vgl. in Schulz-Nieswandt, 2018f. Vgl. auch Schulz-Nieswandt, 2015e.
59 Richter, 2019.
60 Steinby & Schmidt, 2017.
61 Schmidt, 2019.

der Gebilde. Die Morphologie betrachtet die (kreisartige[62]) Entwicklung immer im Lichte des Gründungsmythos: Was war der teleologische Sinn der Entwicklung, die eben keine automatische Entelechie[63] ist? Dies ist vom Ministerium erkannt worden: Das Projekt des Kulturwandels wurde fachwissenschaftlich von Thomas Klie, von der Evangelischen Hochschule in Freiburg i. Br., als Mitbegründer der Übertragung der Philosophie der Achtsamkeit, der Anerkennung, des Respekts auf die Logik des dialogischen Verfahrens über längere Zeit begleitet.

1.4   Zur symbolischen Logik des Ampelsystems

Das Thema ist trivial. Es gibt sehr gute, mittelmäßige und schlechte Einrichtungen. Sie bekommen jeweils die Farben Grün, Gelb und Rot zugeschrieben. Jeweils dazwischen gibt es dynamische Übergangsräume, bei den gelben Einrichtungen in beiden Richtungen der Skala, bei den roten Einrichtungen mag es noch dunkelrote Zonen geben: Schlimmer geht immer. Die roten Einrichtungen werden dies als Stigmatisierung bezeichnen. In der Tat hat die Statuszuschreibung infolge der detektivischen[64] Diagnostik etwas Forensisches[65] an sich.[66] In dem archaisch verankerten Gerechtigkeitsdispositiv von Tun und Ergehen[67], Tat, Schuld und Vergeltung[68] liegt das tief verankerte Phänomen der Schaffung von Ordnung (als transzendentales Regime von Freiheit), die Modernität des Archaischen verborgen[69], denn die Gesellschaft kann, will sie sich selbst in ihrem Fundament nicht gefährden, die Schuld nicht ohne normativen Kommentar und Praktiken der Sühnearbeit „durchgehen" lassen. Einerseits. Andererseits muss diese gesellschaftspolitische Schuldbewältigungskultur nicht archaische Formen annehmen, die phylogenetisch wie ontogenetisch – also ethisch im Lichte der psychodynamischen Gleichgewichtsökonomik des psychischen Arbeitsapparates der Gesellschaftsmitglieder

---

62 Schmidt, 2019.
63 Hilgers, 2002; Breitbach, 2006.
64 Thorwald, 1966.
65 Kobbé, 2010.
66 Foucault, 2003.
67 Freuling, 2004.
68 Schlee & Turner, 2008.
69 Ich erinnere an den Klassiker der Rechtsethnologie, den niederländischen Forscher Sebald Rudolf Steinmetz (1862-1940).

und des Über-Ichs des Rechtsstaates[70] – auf überholtem Niveau angesiedelt sind. Es geht also um die Findung von Pfaden jenseits einer Reinkultur hierarchischer Obrigkeitsstaatlichkeit.[71]

Damit sind nochmals grundlegende Fragen des Wandels (moderner) Staatlichkeit[72] angesprochen. Staatlichkeit ist, wie weiter oben schon angesprochen, nicht mehr vereinfacht als zentrale Regierungslehre eines in einem Territorium siedelnden Volkes zu verstehen. Mag sein, dass mit Blick auf die „mittelalterlichen Grundlagen des modernen Staates"[73] dergestalt an die Reichsbildungsbemühungen der „Karolingischen Staatlichkeit"[74] gedacht wird. Die Debatte um die weitere Evolution der Staatlichkeit in Deutschland muss natürlich vor dem Hintergrund der Staatsentwicklung in der deutschen Geschichte des 20. Jahrhunderts[75] gesehen werden. Das Verhältnis von Staat und Gesellschaft als politisches System verweist uns heute auf eine andere als die (variantenreich vertragstheoretisch fundierte) vertikale Geometrie des Politischen und der Politik in der Tradition einer nationalstaatlichen Reichsidee der (typologisch unterschiedlich fassbaren) Herrschaft einer Regierung. Der Rechtsstaat bleibt an das Monopol legitimer physischer Gewalt gebunden, will er nicht – in der Tradition mafiöser Strukturen oder von Clan-Strukturen – eine Neuauflage der antiken Antigone-Tragödie („Familie versus Staat") zur Entfaltung bringen. Der Rechtsstaat als Akteur in seiner materialisierten Form als Sozialstaat muss im Fall von Fehlverhalten in der Wirtschaft (hier im Sinne von Erwachsenenschutz[76]) und in der Gesellschaft, so z. B. auch in der Familie im Sinne der Güterabwägung des Grundrechts des Kindes auf Kindeswohl und dem natürlichen Recht der Eltern auf Erziehung intervenieren, muss aber mit Blick auf den verfassungsrechtlichen Grundsatz der Verhältnismäßigkeit das Gewaltmonopol an die Heuristik der Befähigung der Akteure (in Wirtschaft und Gesellschaft) binden, demnach „partizipativ empowern", bevor der Souverän der Volksherrschaft legitime Gewalt anwendet. Das dialogische Verfahren im Fall der Qualitätsregulierung bei Marktunternehmensversagen (freier wie privater, aber auch öffentlicher Einrichtungsträger) ist also eine Form institutionenbezogener Subjektivierungsformung, um im Lichte der „gouvernementalen Regierungslehre" von Michel Foucault zu argumentieren. Die Frage ist, ob in den Grenzen einer kapitalisierten Logik des

---

70 Steinwachs, 1971: 146.

71 Amborn, 2016.

72 Schuppert, 2019.

73 Strayer, 1975.

74 Strothmann, 2019; Weber-Fas, 2006.

75 Hockerts, 1998.

76 Vgl. auch Wazlawik & Freck, 2017.

Wirtschaftens eine Zivilisierung des Geistes (Unternehmensphilosophie) durch Förderung einer institutionellen Seele (Organisationskultur der Unternehmen) des Gewissens (Unternehmensethik) nachhaltig und effektiv möglich ist oder ob hier nicht der Zwang zu einer sektoralen „Besonderung" im Sinne dualer Wirtschaftsordnung („Gemeinwirtschaft versus Privatwirtschaft") evident wird: Care-Arbeit mit älteren Menschen mit Pflege und/oder Behinderung im Rahmen reiner Gemeinwirtschaft in einem öffentlichen Sozialwesen oder – gewährleistungsstaatlich fundiert – in einem reinen, wenngleich intern wettbewerblichen gemeinnützigen Sozialwesen von Care und Cure: „Das ist hier die Gretchen-Frage." Und um bei Goethe zu bleiben: Des „Pudels Kern" der kapitalistischen Form kennen wir zur Genüge. Marx und Benjamin wussten um die Magie der Blendung der Religion des Kapitalismus. Aus der Sicht des „Konsumismus" des „Haben statt Sein", verpackt in den regulativen Konsumerismus, ist dies der Animismus und Fetischismus der Warenökonomik. Aus der Sicht der Rentenklasse und ihres Managerkapitalismus des Kapitalanlegermodells ist es das Heilsversprechen, Marktwirtschaft sei bereits die beste Gemeinwohlwirtschaft, weil sie Innovativität und Effizienz verbürge. In der jetzigen Form der Evolution eines „meritorisch dialogischen Staates mit Gewaltmonopol" mit dem Ziel der Inkubation sozialer Lernprozesse handelt es sich um eine Modernisierung innerhalb der von Unternehmenstypenvielfalt geprägten sozialen Marktwirtschaft.

Bleiben wir aber noch bei der Idee des strafenden Staates. Die in der Moderne bis heute thematisierte Problematik der Entfremdung[77] des Menschen (von seinem Wesen, das auf ein gelingendes soziales Miteinander angelegt ist) wirft das Thema eines normativen Nexus von Fehlverhalten und Schuld, von Kritik und transgressiver Transformation des Sozialen auf, das in dem Denkgebäude psychoanalytisch geschulter Kritischer Theorie in der medizinischen Sprache der sozialen Pathologie des Sozialcharakters gefasst wird. Karl Marx fasste dieses Problem in der Kategorie der „Charaktermaske", also im Modus eines systemfunktionalen Rollenverhaltens, dem die Authentizität fehlt. Anders als die ethnologische und kulturgeschichtliche Tradition[78], in der Maske die ontologische Unabdingbarkeit der Rolle im Leben als Theaterspiel (in der der altgriechische Chor[79] die Gesellschaft repräsentiert und bei Freud zum Über-Ich ins Subjekt eingeschrieben wird) zu erkennen, geht es hier um ein falsches, böses Spiel. Die Pathologie des Fehlverhaltens muss also de-maskiert werden, das Spiel dechiffriert werden. Die Logik des Strafens besteht im Sprechakt, der deutlich macht, dass die Norm verletzt wurde und dass dies

---

77 Zima, 2014; Parthe, 2011.
78 Lichau, 2000; Janus, Fuchs & Schroeter-Wittke, 2020; Brauneck, 2020; Negele, 2020.
79 Kirsch, 2020.

sozialethisch missbilligt wird.[80] Hier geht es um das problematische Spiel auf dem Feld der Care-Landschaften. Doch wenn die Kritik dem Spiel den Spiegel vorgehalten hat, stellt sich die Frage nach den Wegen aus dem Käfig der Pfadabhängigkeit, der Verblendung, der Verlogenheit heraus. Wie kann die Pfadabhängigkeit der Replikation des Spieles verlassen werden und eine wahrheitsfähige (also in Übereinstimmung mit den normativ-rechtlichen Vorgaben stehende) alternative Reise in die inklusive Kommune als Sozialraum begonnen werden? Einzubringen ist in einer Theorie der Vergesellschaftung[81] also immer auch der kreative *homo ludens*. Schon der soeben erwähnte altgriechische Chor war nicht nur Agentur der Polis-Erziehung, sondern enthielt dionysische[82] Elemente des Überstiegs, eher an eine „Poetik des Satyrspiels"[83] erinnernd.

Das Prinzip der Reziprozität[84] (als System von Geben und Nehmen nun im rechtsethnologischen Sinne der Logik von Tat und Vergeltung) ist modern, aber eben auch schon archaisch, weil es ubiquitär in der Diachronie und Synchronie der Kulturgeschichte ist. Daher muss es – wie im Fall der aktualisierenden Re-Mythisierung des Mythos – auf die Jetzt-Zeit appliziert werden. Und hier denke ich, muss der Rechtsstaat dort, wo lerntheoretisch die Innovationsprognose mit Blick auf die Leistungserstellungsanbieter positiv ist, in das dialogische Verfahren eintreten, um das Potenzial zu aktivieren und die Erträge zugunsten der sozialen Wohlfahrtsentwicklung abzuschöpfen. Der Betrieb kann ja nicht vollständig eingestellt werden; der Bedarf muss gedeckt werden. Daher muss man den Entwicklungen eine Chance geben. Diese Haltung bleibt riskant; die Angst vor dem Scheitern kann (darf) aber nicht dergestalt dominieren, dass es zur Schockstarre (*stupor* bis hin zur politischen *Katalepsie*) kommt.

Wenn also in die Praxisidee der Dialogizität (in die Kultur einer dialogischen Begegnung[85]) das Vertrauen als Kapital investiv eingebaut werden soll oder sogar muss, so wird man in der landesgesetzlich ermöglichten regionalen Sozialraumbildung neue Wege gehen müssen, die nicht ohne Risiko, aber eben auch – das ist die naturgegebene Tautologie des Themas – nicht ohne Chancen ist. Kurzum: Ohne Mut zur Verantwortung wird es nicht gehen. Das mag philosophisch wie soziologisch trivial sein, psychologisch (gar psychoanalytisch), wenn der konkrete Mensch im Alltag in den Blick gerät, ist es dies nicht. Die „Angst vor der Freiheit"

---

80 Hamel, 2009.
81 Geulen, 1988.
82 Henrichs, 2012.
83 Lämmle, 2013.
84 Kujala & Danielsbacka, 2019.
85 Bauer, 2019.

(der Notwendigkeit von Entscheidungen) beherrscht oftmals das Spiel. Angesichts der sozialen Tatsache roter Einrichtungen mag Vertrautheit trügerische Stabilität[86] (als „Ruhe vor dem Sturm") sein: ein Warten auf den öffentlichen Skandal. Davor hat die Politik Angst und überträgt die Angst auf die Logik der Aufsichtsbehörden. Insofern wird manche Sorge verständlich, wenn Prüfbehörden mutieren sollen zu Beratungs- und Prüfbehörden, die über ein dialogisches Verfahren soziale Innovationssuche anstoßen sollen. Aber Verständlichkeit bedeutet nicht Rechtfertigung. Es gibt äqui-funktionale Lösungen zum Ampelsystem. Warnsymbole können auch Piktogramme[87] sein. Die Logik (von Kontrollleuchten) bleibt gleich. In diesem Feld der WTG-Regime ist die Wächterfunktion nicht anders zu sehen als die des Staates im SGB VIII. Es geht nicht nur um die Ordnungsmacht des Staates als kontrollierender Disziplinargewalt. Es geht dort um Befähigung der Eltern in einem partizipativen Hilfeplangeschehens, mitunter Innovationen einsetzend wie die der Familienhebammen[88]. Auch die Beratungs- und Prüfbehörden sind „Hebammen". Mit innovativen Ideen „schwanger gehen", wie es auch Karl Marx nannte, machte die Schwangerschaft zur Statuspassage.[89] Statuspassagen[90] sind, an klassische Studien der älteren Ethnologie und Sozialanthropologie anknüpfend, Übergangsräume in Lebenszyklen, die einen identitätsrelevanten Wandel im Rollenselbstbild im Lichte sozialer Fremderwartungen zum Ausdruck bringen. Die neue dialogische Praxis der Beratungs- und Prüfbehörden im Kontext der rechtsstaatlichen Aufsichtstradition ist daher analog zur Mikrogeschichte der Geburt[91] in gewandelten „Gebärhäusern"[92] zu verstehen. Damit ist im Vergleich zur üblichen Managementliteratur ein etwas anderes Verständnis der Inkubationsrolle benannt.

---

86 Möhring, 2020.
87 Christian, 2017.
88 Schneider, 2006.
89 Mozygemba, 2011.
90 Schröer u. a., 2013.
91 Die Geburt im Kontext einer raumtheoretischen und relationalen Innen-Außen- und Einsein-Getrenntwerden-Ontologie entwirft faszinierend Arregi, 2019.
92 Hilber, 2012.

1.5   Psychodynamik der Farben als Innenraum-Ontologie

Einige Kategorien des semantischen Raumes sollen aufgegriffen und erläutert werden.

Buntheit: „Die Farben des Lebens" erzählt von der Buntheit des Lebens, demnach aber immer auch vom Wechsel, wie die Natur im Rhythmus der Jahreszeiten. Die Buntheit als „Misch" selbst ist positiv besetzt: das bunte Kleid, die bunten Wiesen. Buntheit spielt in unser Thema insofern bedeutsam rein, wie Buntheit (man schaue sich im Internet piktogrammatische Formen der Darstellung von Inklusion an) eine Metapher innerhalb der kontroversen Diskursliteratur zur Relation von Differenz und Anerkennung sowie Umverteilung und Ungleichheit ist. Jede Ungleichheit ist Differenzierung, aber nicht jede Differenzierung ist Ungleichheit, die nach Umverteilung verlangt. Umverteilung ist die Politik, die legitime Macht des sozialen Rechtsstaates, eventuell auch mit Gewalt als rechtliche Form des Zwanges, nutzend, um Reformen (also, wieder raumbezogen „verbildert": Umbauten) zu verwirklichen. Die Philosophie der Anerkennung[93] beginnt jenseits der Ungleichheit und betont die Gelassenheit (nicht bornierte Ignoranz oder Dummheit) als Tugend, die das Zusammenleben gedeihen lässt.

Grau als Übergangszone: Das Leben kann aber auch trist sein: ein Grau-in-grau-Malen. Grau ist die Übergangszone vom Licht in das Dunkel, der Wechsel der Reinheit zur Unreinheit des Schmutzes, Verfall des bunten Lebens. Grau ist in der Geschichtsphilosophie von Hegel[94] die Farbe, in der eine niedergehende Epoche eintaucht, bevor die Eule der Minerva (römische Göttin in Anlehnung an die griechische Athena[95], Göttin der Weisheit[96] und in diesem Sinne die ihr zugeordnete Eule als Symbol) ihren Flug beginnt.

Der Farbfernseher gilt als realistischer, weil er das Leben echter abbildet als der Schwarz-Weiß-Fernseher. Ein Schwarz-Weiß-Sehen gilt als dichotome Vereinfachung von Komplexität, von der Vielzahl der Wege, wie man Dinge sehen kann und Wege aus den Problemlagen des Lebens gehen kann. Insofern kann ein absichtlicher Schwarz-Weiß-Film[97] (z. B. in der Tradition der Neuen Welle des französischen Films vor dem Hintergrund des italienischen Neorealismus) im

---

93   Dazu auch Ricoeur, 2006. Dazu wiederum Orth & Reifenberg, 2019
94   Petersen, 2015.
95   Schmälzle, 2008.
96   Meyer, 2017.
97   Frisch, 2007.

Zeitalter des Buntfilms wiederum eine Methode der kritischen Wahrnehmungslenkung durch Verfremdung sein.

Ergrauung – gegen die zum Teil der Mensch durch die Einfärbung kämpft[98] – ist die Farbe des Alterns, des Herbstes nach der letzten kurzen Phase des Aufblühens im goldenen Oktober/November (in den USA: *Indian Summer*), bevor sich alles vernebelt. Der „Altweibersommer" ist insofern eine meteorologische Singularität: ein „Wärmerückfall" im Herbst.[99] Grau verweist als Grauen auch auf die Erfahrung böser Geister bzw. von Untoten (der „Manen" bei Homer und den alten Griechen[100]). Das Grauen bzw. Grausen oder auch das Gruseln sind Ausdrucksweisen der Umgangssprache für ein gesteigertes Gefühl der Angst oder des Entsetzens. Dieses ist meist mit der Wahrnehmung von etwas Unheimlichem, Ekligem oder Übernatürlichem verknüpft, nicht selten in der dialektischen Figur des Numinosen, das anzieht (fasziniert) und zugleich abstößt. Diesem Problem ist meine Studie über die apotropäische Hygieneangst nachgegangen (Schulz-Nieswandt, 2020e).

Grau ist die Farbe des Trübsinns; eintönige Menschen werden oft als „graue Maus" bezeichnet. Es gibt graue Literatur, graue Eminenzen, Grauzonen. Grau kann auch für Eleganz stehen. Es ist aber eben „unbunt".

Schwarzsehen und Lichtung: „Ich seh' Schwarz" ist eine nun düstere Prognose. Der Abstieg „nach unten" (in den Hades[101]) ist der Gegensatz zum Aufstieg „nach oben", zum Licht der Berge[102] mit der weiten Aussicht statt der Enge „da unten" in den Tälern. Landschaften und Farben sind Seelenbilder. Lichtung ist daher eine klassische Metapher der Philosophie, von der Antike bis zu Heidegger und Jaspers in den Variationen der modernen Existenzphilosophie. Grau (farblos) ist die Welt des depressiven Menschen, dessen Zeitverlust eben auch ein Verlust an weltoffener Perspektive „nach vorne" ist. Lichtmetaphysik war daher immer die Domäne der Onto-Theologie der Landschaften[103], die transgressive Selbsttranszendenz ermöglicht: Räume der Werdung der Gestaltwahrheit ermöglicht.

Assoziationen zum Wesenskern und über die Varianzen der Farbe Rot: Rot ist die Farbe des gelungenen Sonnenaufgangs (kraftvoll untermalt von den Peer-Gynt-Suite 1 von Edvard Grieg aus der Schauspielmusik *Peer Gynt* zum gleichnamigen

---

98 Junkerjürgen, 2009.
99 Lehmann, 1911.
100 Auch dazu in Schulz-Nieswandt, 2020m (dort zu Walter F. Otto und Erwin Rohde).
101 Matijevic, 2015; Drozdek, 2011.
102 Vgl. auch Silber, 2019.
103 Schulz-Nieswandt, 2014a.

dramatischen Gedicht von Henrik Ibsen, in der Tradition der romantischen Musik stehend) und Sonnenuntergangs, morgens aber krasser, abends stiller und milder.[104] Rot drückt Kraft aus. „Ich seh' rot": Dies meint eben auch Wut, im Film „Ein Mann sieht rot"[105] auch als Hymne auf die Selbstjustiz als Ausdruck US-amerikanischer Gewaltregelung in der Gesellschaft einer schwachen Rechtsstaatstradition (die ja im Sinne der herrschaftssoziologischen Typologie von Max Weber an das staatliche Monopol legitimer physischer Gewalt geknüpft ist), an die Ideologie der Westernfilm-Tradition anknüpfend. Rot leuchtet die Warnlampe am Herd, wenn seine Platten noch heiß sind. „Rot sehen" drückt zum Außenraum des Subjekts hin Wut aus, verweist als Bluthochdruck zum Innenraum des Selbst des Subjekts hin auf Gefahr um die je eigene Gesundheit. Als rote Rosen wechselt die Farbe zum Ausdrucksverhalten von Leidenschaft, als Rotlichtmilieu[106] wird er – mehr römische Venus als altgriechischer Eros[107] – Raum der Leidenschaften zum Zwielicht. Als Purpur liegt eine Variation (Mischung mit Blau/Violett) von Rot vor, die den Adel höherer Stände (von der altrömischen Toga bis hin zu den katholischen Kardinälen) – bis hin zur roten Robe von Verfassungsgerichten – kennzeichnet. „Rotes Tuch" bezeichnet wiederum eher Personen oder Dinge, mit denen man sich eher nicht befassen sollte. Es macht den Stier wild.

Mimikry: Farben sind Ausdruck der Wechsellagen der Gestimmtheit im Leben. Als Mimikry[108] ist das umweltbezogene Anpassungsverhalten der Tiere in der Natur bekannt. Das Chamäleon, von symbolischer Bedeutung und mythologischer Reichweite, verkörpert in aller Dichte dieses Vermögen. Farbwechsel dient der aktiven Abschreckung wie auch der passiven Tarnung (Mimese bis hin zur Thanatose als Schreckstarre).

Mimesis: Ein Zusammenhang mit der bis auf Aristoteles zurückgehenden komplizierten Theoriegeschichte der Mimesis[109] als Kunst der Nachahmung besteht (in kunstphilosophischer wie wahrnehmungsphilosophischer Hinsicht) insofern, als Mimesis eine vorgängige Welt voraussetzt, andererseits wir die Welt phänomeno-

---

104 Die Nacht wechselt – wie im „Mutterrecht" bei Bachofen – sodann zum Lunaren als Herrschaftsraum der Weiblichkeit über.

105 https://de.wikipedia.org/wiki/Ein_Mann_sieht_rot; Tag des Zugriffs: 13. März 2020.

106 Löw & Ruhne, 2011.

107 Schulz-Nieswandt, 2020m.

108 Lunau, 2002; Wickler,1971; Zabka, 1989.

109 Vgl. den guten Wikipedia-Eintrag: https://de.wikipedia.org/wiki/Mimesis; Tag des Zugriffs: 13. März 2020. Vgl. auch Balke, 2018.

logisch immer nur im Modus der Sprache und somit der Konstruktion der Wirklichkeit haben. So gesehen sind uns einerseits das Spektrum der Farben und ihre Kombinationsmöglichkeiten vorgegeben, andererseits ist das Spektrum möglicher Bedeutungen zu verstehen als kulturelle Konstruktionsleistung des Menschen. Damit liegen wir nahe an der Position von Paul Ricoeur, die de-konstruktive Grammatologie von Jacques Derrida entsprechend relativierend, da Mimesis[110] Teil der transgressiven Kreativität ist oder: Mimesis kann – wie von Walter Benjamin und Theodor W. Adorno nochmals anders herausgearbeitet – produktiv sein mit Blick auf den sozialen Wandel.

1.6   Zur genossenschaftsartigen Utopie einer Miteinanderverantwortung im Quartier

Die Transformation der Logik der Beratungs- und Prüfbehörden sind Teil einer Gestaltung der Landschaft, codiert als kulturelle Formung einer von Wildnis[111] bedrohten Natur.[112] Diese Poetik des Kapitalismus als Kontext von Unternehmensfehlentwicklungen „auf Kosten" (im Sinne der Wohlfahrtsökonomik sind negative Externalitäten gemeint) der der Hilfe bedürftigen Menschen stellt den Hintergrund der Transformationsbemühungen der Landespolitik dar. Der kritische Blick des Gewährleistungsstaates mündet aber nicht mehr allein in die autoritative Prüflogik der Missbrauchskontrolle, sondern öffnet sich edukativ im Sinne des Empowerments von innovationsbereiten Unternehmen, neue (gesellschaftspolitisch erwünschte) Wege zu gehen. Der Kontrakt, der zwischen dem edukativen Staat und den Unternehmen des Marktes der bürgerlichen Gesellschaft geschlossen wird, setzt aber in längerer Frist auf die Reifung extrinsischer Anreiz-Motivation zur intrinsisch motivierten Haltung der Unternehmensphilosophie. Unternehmensmorphologisch entspricht diesem Ziel eigentlich der Dienstgedanke öffentlicher Unternehmen, sofern er gelingt, oder entspricht diesem Ziel die Satzungslogik freigemeinnütziger Unternehmen, sofern sie gelingt. Dieses „Sofern" deutet die notwendige Skepsis an, denn auf die Haltung (*hexis*) kommt es an. Die dazu notwendige *Paideia* kann verfehlt werden.

---

110 Dazu Eidelpes, 2018 sowie Taussig, 2018.
111 Anregende Aspekte in Wozniakowski, 1987; Kangler, 2018; Vicenzotti, 2011.
112 Kirchhoff & Trepl, 2009. Vgl. auch Morizot, 2020.

Was wären die pädagogischen Ecksteine[113] eines institutionenbezogenen Befähigungsansatzes? Beraten, zeigen, organisieren, arrangieren, lehren. Es geht also um mehr als nur um Information und Wissen. Es geht um organisationskonzeptionelle Neuaufstellung in Bezug auf eine sich wandelnde Umwelt, um Auslösung infolge von selbsttransformativen sozialen Lernprozessen, orientiert an zeigbaren Vorbildern, die nicht naiv zu kopieren sind, sondern an denen man sich motivational kräfteschöpfend ausrichten kann, sich demnach vor dem Hintergrund neuer normativer Sinnhorizonte ganz anders zu arrangieren, eine neue Lehre in der Führung („oben") und („nach unten" hin) in Personalentwicklung zu implementieren usw.

Sofern ansonsten der Capability Approach im Sinne einer investiven Sozialpolitik[114] oftmals die Angehörigen in das „Visier"[115] nimmt und in der Idee der Caring Communities der Fokus auf das Potenzial des bürgerschaftlichen Engagements gesetzt wird, geht es nun um die Capability der Organisationen in der Leistungserstellung sowohl mit Blick auf das Innenraum-Geschehen als auch mit Blick auf das Verhältnis zum Außenraum. Denkbar wäre eine weitgehende Auflösung des „Einrichungs"charakters im Sinne von Anstalten: Dann geht es um mobile soziale Unterstützungsnetze als (formeller-informeller) Personalmix im einbettenden Umkreis jeweiliger Wohnformen des Alters. Und dies nicht mehr im sozialrechtlichen Modus eines Gesamtversorgungsvertrages eines Einrichtungsträgers gemäß § 72 (2) SGB XI, sondern als eine genossenschaftsartige (Schulz-Nieswandt, 2018c) freigemeinnützige Vereinsverantwortung der Bewohner*innen eines Quartiers in Selbstverwaltung ihrer Miteinanderverantwortung. Um in diesem Sinne die inklusive Gemeinde in eine soziale, auf einen stabilen Vertrauenskapitalstock aufbauende und zugleich im ökonomischen Sinne effektive Nachhaltigkeit zu überführen, benötig sie eine rechtliche Form, in die diese Sozialraumbildung gegossen wird. Die Forschungsliteratur zu Rechtsformenvergleichen (GmbH, e. V. etc.) sowie Praxisbeispiele im Zuge der Diffusion der Genossenschaftsidee (als UNESCO-Weltkulturerbe) in neue soziale Felder fundiert die notwendige Evidenz, hier die (gemeinnützige) eG gemäß GenG anzuvisieren. Die aus diesem Organisationsentwicklungsziel erwachsene Aufgabe ist es, die genossenschaftliche Organisationsform zu implementieren. Dies ist ein organisationskulturelles Gründungsgeschehen, das im Kontext des sozialraumbezogenen Quartiersmanagements eines angepassten Formates einer „Lernwerkstatt" bedarf. Die Genossenschaftsidee muss in systemischer Weise in einem wirtschaftsethisch naheliegenden Stakeholder-Denkrahmen erläutert

---

113 Man schaue sich dazu die Reihe „Pädagogische Praktiken", hrsg. von Birte Egloff u. a., Kohlhammer, Stuttgart, an.

114 Kehl, 2016.

115 Dammert, 2009.

und zur Akzeptanz sowie zur Gründung und Umsetzung gebracht werden. Dabei geht es um die Bildung eines „Issue"-Netzwerkes, das über die „weak ties"-Netz-werklogik strategischer Rationalität (mit thematisch enggeführten Interessen und brüchigen Zeithorizonten) hinausgeht und eine in gemeinsamen Ideen verankerte nachhaltige Sozialraumentwicklung („kulturelle Einbettung" wirtschaftlichen Handelns) ermöglicht. Zentrales Element dazu ist die in diese Lernwerkstatt ein-gebaute Entwicklung eines erweiterten, nicht nur wirtschaftlichen, sondern auch sozialen Rechnungswesens im Sinne des mitgliederbezogenen Förderauftrages des § 1 GenG, der einerseits von identitätsstiftender und akzeptanzsichernder sowie reputationsfördernder Bedeutung ist, andererseits Kernelement genossenschaftlicher Governance ist. Die Lernwerkstatt ist eine ergebnisorientierte lokale Konferenzkultur, die von einer systemischen (bildsprachlich ausgedrückt: die Akteure „abholend" und „mitnehmend auf die Reise" dieser Organisationsentwicklung) Haltung in der choreographischen Leitung (weder rein top-down noch bottom-up angelegt) geprägt sein muss. Diese Lernwerkstatt-Konzeption folgt der Logik des sozialen Lernens in der Form eines wachsenden Werdens des Konstrukts „genossenschaft-liche Formbildung, enthält also iterative, zirkuläre und kumulative Eigenschaften.

1.7 Der Landschaftsbegriff und unsere Gefangenschaft in der Sprache

Wenn man die (nicht nur verbale[116]) Sprache nicht als instrumentalfunktionale *techne* im Rahmen des Organon-Modells auffasst, sondern fundamentalherme-neutisch versteht als die Welt, in der wir „Geworfene" sind, also als *praxis*, die uns kulturgrammatisch einerseits als Sinnhorizont vorgängig ist, andererseits von uns (phänomenologisch gesehen) immer erst entworfen wird, dann ist die Sprache Be-fähigung zur Selbsttranszendenz wie auch Käfig einer Gefangenschaft, die uns bindet.

Wozu diese Ausführungen? „Versorgung" ist ein gängiger Begriff, vor allem in der etablierten Versorgungswissenschaft und -forschung. Doch der Sorge- bzw. Care-Begriff ist, soziolinguistisch[117] gesehen, zur Alternative zur Ver-Sorgung und Für-Sorge geworden, weil das paternalistische Moment (auch im maternalen

---

116 Sondern auch Mimik und Gestik und andere Formen symbolischer Repräsentation unseres Ausdrucksverhaltens, somit nicht nur die begriffliche Welt, sondern auch die Welt der Bildsprache, die somit Gegenstand einer Bildhermeneutik ist: Lüddemann & Heine, 2015.

117 Hymes, 1979; Hartig & Kurz, 1973.

Handeln der „Frauenberufe") substituiert werden soll. So sollten wir also von Land-schaften der Sorge, von Sorgelandschaften sprechen, von Caring Communities. Die räumliche Dichte von Leistungsangeboten als soziale Infrastruktur im Verbund mit informellen Strukturelementen von Caring Communities als Landschaften der Daseinsvorsorge zu verstehen, ist eine andere bildsprachliche Konstruktion von sozialer Wirklichkeit, wenn man die Bedeutung von Landschaften für das perso-nale Erlebniserfahrungsgeschehen des Menschen versteht. Keiner hat dies so schön darlegen können wie Romano Guardini in seiner Interpretation von Hölderlin.[118]

Es geht in diesem Lichte demnach um blühende Landschaften, um Landschaf-ten, die zum Blühen gebracht werden müssen. Es geht nicht um blühende Märkte, sondern um Landschaften der aktualgenetischen[119] Sorge, die transsektoral von der landesgesetzlich ermöglichten kommunalen Pflegestrukturplanung vorangetrieben werden, dabei auch regulierte Märkte einbindend. Es geht nicht um das Wuchern eines malignen Kapitalismus.

1.8   Das Problem der Forschungsfrage als Psychoanalyse des Ampelsystems

Metaphern in der Medizin sind verbreitet und für ihre Praxis generativ.[120] Die Medizin, mit Blick auf die Gestaltganzheit der Leiblichkeit im Lichte des Körper-Seele-Dualismus selbst ein Torso[121], wird selbst in ihrer Sprache zur Metaphernwelt in anderen Feldern der Reflexion, so der Philosophie.[122] Auch dann, wenn Susan

---

118 Guardini, 1955: 23 ff. Vgl. auch Schulz-Nieswandt, 2015a.

119 Gemeint ist eine für die Entwicklung des Menschen anregende – aktivierende – Umwelt. Unter Aktualgenese wird die Rolle aktivierender Umwelten für das Wachstum und das Werden der menschlichen Person verstanden. Dieser Effekt ist in der Gestaltpsychologie und in verschiedenen Strömungen der humanistischen Psychologie herausgearbeitet wor-den. Die Aktualgenese ist transaktional zu verstehen, da sich die Person umgekehrt auch den Angeboten einer aktivierenden Umwelt öffnen muss, die Angebote also annehmen und verarbeiten muss. Im leistungsrechtlichen Zusammenhang kommt im Begriff der aktivierenden Pflege das Theorem der Aktualgenese zur Geltung. Es ist bedeutsam in komplexen Theorien zur Lebensqualität in Settings der Langzeitpflege, die dialogisch als soziale Interaktionsarbeit zu definieren ist und die die ganze Strukturschichtung des Menschen in Geist, Seele und Körper „abzuholen" hat.

120 Schachtner, 1999.

121 Krause, 2014.

122 Nohr, 2015.

Sontag[123] zuzustimmen ist, dass Krankheiten des eigenen Leibes als Strukturschichtung von Geist, Seele und Körper nicht fremde Feinde sind, sondern Teil meines Selbst sind, so wird hier dennoch in kritischer Diagnostik nach der Sozialpathologie der Landschaft gefragt.

Welches Leiden generiert die Pflegepraxis in der Art, wie sie dem leidenden Menschen helfen soll? Bei aller Unvollkommenheit könnte angemerkt werden, der vermeidbare Überschuss[124] könnte vermieden werden. Aber das ist kein Mengenspiel. Verändert werden müssen, wenn wir das Problem ethnomethodologisch[125] betrachten, die generativen Mechanismen[126] in den institutionellen Settings der Pflege als ritualisierte soziale Interaktionsordnungen. Analog zur iatrogenen Medizin ist demnach nach einer iatrogenen Pflege zu fragen.

1.9   Zur Morphologie des Sektors als Branche am Beispiel der Sozialraumöffnung

Empirische Befunde sprechen nicht (zu uns). Man muss sie sprechen lassen, zum Sprechen bringen. Das geht nur, wenn ihre Bedeutung für uns im Spiegel des Noch-Nicht (im Sinne von Ernst Bloch) der Wahrheit des menschlichen Daseins vermessen wird. Wo stehen wir im Sektor als Branche? Zunächst soll in Kürze und Dichte nochmals das Referenzsystem einer solchen kritischen Skalierung sozialer Wirklichkeit skizziert werden.

Zur Innovationsbedürftigkeit der Versorgungslandschaft, ihrem Menschenbild und den normativ-rechtlichen Vorgaben

Die Sozialraumöffnung der Heime als Wohn-Settings stationärer Langzeitpflege z. B. gehört zu den zentralen Entwicklungsaufgaben des Sektors, wenn man mit Blick auf die Innovationsbedürftigkeit der Versorgungslandschaft die normativ-rechtlichen Vorgaben unserer Kultur beachtet. Diese finden sich im durchaus kohärent verschachtelten Mehr-Ebenen-System, vom Völkerrecht (UN-Grundrechtskonventionen) ausgehend über das Grundrechtsdenken des Europarechts (EUV/AEUV), über die bundesdeutschen Verfassungsvorgaben des GG (insbesondere Art. 1 und

---

123 Sontag, 2003.
124 Dazu kritisch Zizek, 2005: 49.
125 Die methodologischen Fragen stellen sich analog auch in der Forschung zum SGB VIII: Frank u. a. 2019; vgl. ferner Begemann & Birkelbach, 2019.
126 Exemplarisch vgl. auch Müller, 2018 sowie Groenemeyer, 2010.

2 GG), über die Vorgaben im System der Sozialgesetzbücher (vgl. § 1 SGB I) bis hinunter zu den Landesgesetzgebungen und dem entsprechenden Landesverordnungswesen (vgl. die WTG), die bedeutsam sind, um ein Referenzsystem einer Skalierung der Normalisierung des Wohnens im Alter heranzuziehen. Maßstab jeder evaluativen Skalierung der Innovativität des Wandels des Sektors ist das Menschenbild des sozialen Rechtsstaates auf der personalistischen Grundlage der in der Natur des Menschen eingeschriebenen Würde (Art. 1 GG) in der Daseinsführung des Menschen, die sich in ihrer Semantik konkretisiert als Axiom der teilhabenden Selbstbestimmung (Art. 2) im möglichst selbstständigen Modus ihrer Praxis im Alltag der Daseinsführung des Menschen. Es versteht sich, dass dieses moderne Naturrecht der unantastbaren Würde als „heilige Ordnung des säkularen Rechtsstaates" angesichts der *conditio humana* immer bedingte Autonomie meint, da die menschliche Existenz nicht von absoluter Freiheit geprägt ist, sondern von relativer, d. h.: in ein Feld sozialer Relationen eingelassener Freiheit im Modus des gelingenden sozialen Miteinanders. Die Grenze der individuellen Selbstbestimmung und Selbstverwirklichung ist eben das Grundrecht auf genau diese Freiheit des Mitmenschen, so dass sich an diese Freiheit *a priori* die Rücksichtnahme knüpft (Sittengesetz im Art. 2 GG, Abs. 1, zweiter Satzteil nach dem Komma). Der Mensch in seiner Selbst-Konzeption ist immer nur der Knotenpunkt seiner sozialen Beziehungen. Deshalb knüpft sich die Selbstbestimmung an die Teilhabe im Miteinander als „Miteinanderverantwortung". Dies ist die Differenz zwischen der Ideologie des atomistischen Individualismus einerseits und der ontologisch fassbaren Gestaltwahrheit der Personalität andererseits, die, um in der physikalischen Metaphorik zu bleiben, nicht atomistischer, sondern molekularer Art ist: Der Mensch entfaltet sein Wesen immer nur als Netzwerkwesen in der Wechselwirkung bzw. Gegenseitigkeit der Rolle des Mit(einander)menschen: in sozialen Verkettungen, lebensgeschichtlichen Verstrickungen, kulturellen Einbettungen, geschichtlichen Bindungen, räumlichen Möglichkeiten, aber eben auch in diesbezüglichen Überstiegen, Grenzüberschreitungen, individueller Plastizität (Selbsttranszendenz) und kollektiven Lernprozessen kreativer Überwindung von Pfadabhängigkeiten. Der Netzwerkbegriff und der Begriff der Verkettungen sind hier formaler Natur (im Sinne der Tradition der Soziologie der Formen, der formalen Soziologie) und nicht a priori nur positiv besetzt. Es gibt auch schmutzige, kriminelle und böse Netzwerke. Der empirische Befund zum *status quo* der Versorgungslandschaft, der leitenden Wertewelt und Organisationskultur seiner Einrichtungen und Dienste sowie der Haltungskultur der Professionen ist daran zu messen, wie groß das Delta, die Kluft zwischen Ist und Soll (was hier gar nicht so technisch gemeint ist, wie es klingen mag) ausfällt. Leitend ist hier der Blick

aus der Perspektive Kritischer Theorie: Wie kann das Wesen des Menschen Wirklichkeit werden, also Gestaltwahrheit annehmen, in einer unwahren (weil von Entfremdung geprägten) Welt?

Sozialraumöffnung ist ein Strukturelement im Wachstum unserer Kultur des Miteinanders in den sozialen Praktiken des Umgangs mit dem höheren und hohen Alter. Es knüpft an am Quartierskonzept der Care-Landschaften und beruht auf der Differenzierung der Wohnformen im Alter. Ein Sozialraum ist die von sozialer Vernetzung und Einbettung geprägte Lebenswelt im Alltag des Daseins. Die dringend anstehende große, gesellschaftspolitisch gedachte SGB XI-Reform ist wohnmorphologisch geprägt von der Idee der Normalisierung des Wohnens des Alters in differenzierten Formen, wobei der nach wie vor unter De-Institutionalisierungsdruck und Ent-Hospitalisierung (und Kasernierung unter Corona-Bedingungen) stehende Heimsektor sich einerseits nach innen normalisieren muss, andererseits sich nach außen öffnen muss, um nicht nur (im Sinne der Aktualgenese) im Binnenraum der Einrichtung ein Wachstum der Person durch aktivierende Teilhabechancen zu fördern, sondern auch im sozialen Austausch im Quartier die Partizipation im Quartier als Normalisierung des Wohnens zu ermöglichen.

Hieran knüpft sich die Idee der kommunalen Steuerung solcher Sozialraumbildungen bis hin zur Idee lokaler Caring Communities in transsektoral integrierten Infrastrukturen der Daseinsvorsorge, immer um die Ankerfunktion des Wohnens zentriert und das Daseinsthema der Mobilität mit Blick auf die Teilhabe am Gemeinwesen einbeziehend.

Um diese Öffnung von innen nach außen, um das Da-draußen nach innen zu holen, dreht sich die realexperimentelle Feldstudie GALINDA als Beobachtung, Evaluation und Begleitung kollektiven Lernens als kulturelles Change Management von Einrichtungen, die den Willen zur Selbstveränderung aufbringen, sich aber auch lernend zur Fähigkeit der transgressiven Selbsttranszendenz entwickeln müssen.

Das Feld von Veränderungslernprozessen auf der Meso- und Mikroebene

Es geht um Veränderungsprozesse auf der institutionellen Mesoebene von Einrichtungen, die als solche das Setting von Care-Prozessen, in die die Mikroebene der Professionen (mit ihren Habitusformen), in komplexen Interaktionsordnungen mit den Bewohner*innen, Angehörigen, bürgerschaftlich Engagierten, Betreuer*innen und externen Regulationsakteur*innen der Sozialversicherungen und des Landes figurativ eingelassen, eingebunden ist. Von den Faktoren des Gelingens bzw. Scheiterns, von den Entwicklungspotenzialen und den Blockaden, den Pfadabhängigkeiten, von Unsicherheiten und Ängsten, von Offenheiten und Verschlossenheiten,

von Mut, Phantasie, aber auch ökonomischen Interessen, Machtspielen, Blickver-
engungen etc. handelt die Analyse und Interpretation der Befunde.

Eine kurze dichte Erzählung des großen Trends: Care unter der hegemonialen Macht der Magie des kapitalistischen Geistes

Die Marktöffnung und Wettbewerbsorientierung als ordnungspolitische Philosophie der SGB XI-Einführung war der Kardinalfehler.

Eine Einlassung aus dem üblichen Frust universitärer Lehre heraus: Ich betone: Es
geht um den Kontrahierungszwang der Kassen gegenüber den Einrichtungen, nicht
(wie Reflexionspapiere von Studierenden völlig unverständlich in der digitalen
Lehre im SS 2020 zeigen) um den Kontrahierungszwang gegenüber Versicherten.
Die Inkonsistenz dieser völlig falschen Auslegung meiner Texte, meiner Videos,
meiner Audiostreams, meiner PPPs, insgesamt meiner überaus expliziten Position
war offensichtlich nicht klar. Ich habe mich in meinem Schrifttum immer für einen
vollständig inklusiven Universalismusgrad der sozialen solidarischen Versiche-
rung ausgesprochen. Wie kann man diese Kohärenzproblematik missverstehen?
Ich betone das, weil – und das ist eine Sisyphos-Erfahrung in der universitären
Lehre – ich mich tief betroffen fragen muss, wie ich es fachlich an Wissenschaft
(Philosophie, Ethik, Theorien, Methoden …) oftmals völlig desinteressierten und
deshalb überforderten Studierenden beibringen soll, das mein Standpunkt gerade
nicht auf Exklusion der Menschen, wohl aber kapitalismuskritisch angelegt ist,
wie unmittelbar nahe ich als Beamter an den Verfassungsvorgaben bin, an den
anthropologisch fundierten normativ-rechtlichen Geboten, die uns ohne Dis-
position als Ewigkeitsartikel der Verfassung vorgegeben sind.

Diese konstitutive Ursünde des obligatorischen Kontrahierungszwangs treibt
die freien Träger in der Konkurrenz mit den privaten Leistungsträgern in das
„Spinnennetz des Kapitalismus", das nun zunehmend in der Logik der unternehmerischen Formalzielorientierung von transnationalen Kapital-Anleger-Modellen
kolonialisiert wird, die Bedarfsdeckungswirtschaft zum Nebenziel erklärt und
das Rendite-Dispositiv als Logik des Wirtschaftens dominieren lässt. Gewiss, es
ist nicht nur der externe Konformismusdruck; auch intrinsisch gesehen ist die
intellektuelle und kulturelle (also habituelle) Resilienz der Führung in Verbänden,
Trägern und Einrichtungen gegenüber der falsch verstandenen Ökonomisierung
prekär: Es fehlt oftmals (nicht immer: es geht also auch anders!, wie ich z.B. in
jahrelanger Zusammenarbeit mit der Kölner Josefs-Gesellschaft erfahren durfte)
an authentischer, tief verankerter Wertebindung; stattdessen: Phrasen und an-

sonsten die übliche öde gelebte Betriebswirtschaftslehre. Die Sachzieldominanz freigemeinnützigen Denkens (öffentliches Wirtschaften ist in diesem Sektor nach der rechtshermeneutisch vorherrschenden engen Auslegung der vertikalen Subsidiarität des europäisierten Marktwettbewerbsdenkens: „privat vor öffentlich" i. V. m. dem funktionellen Unternehmensbegriff marginalisiert) wird in der Blickverengung der horizontalen Subsidiaritätsauslegung (anti-diskriminatorische Gleichbehandlung gemeinwirtschaftlicher und privatwirtschaftlicher Unternehmen) zurückgedrängt. Und der Wettbewerbsdruck sowie die marktlogische akkulturative Sozialisation der freien Wohlfahrtspflege hat diese selbst in den Sog der unternehmensphilosophischen und unternehmenskulturellen Inskription des Geistes des mentalen, kognitiven, ästhetischen Kapitalismus getrieben. In neueren Debatten zur Gemeinwohlökonomie in verschiedenen Variationen wird die pathogene Fehlentwicklung hin zum malignen System der Renditeökonomik zunehmend erkannt. Der Gewährleistungsstaat des sozialen Rechtsstaates (Art. 20 GG) und die kommunale Daseinsvorsorge (gemäß Art. 28) (hierbei nicht unbedingt trägerschaftlich, aber funktional gestärkt durch die europarechtliche Entwicklung im Bereich der Dienstleistungen von allgemeinem, d. h. öffentlichem Interesse) im Rahmen der eigengesetzlichen Ermächtigungskompetenz der Länder im bundesdeutschen föderalen Rechtsstaat (Art. 20) sind kastriert worden und haben sich an dieser Kastration beteiligt durch endogene Praktiken des Vorantreibens der formalen Privatisierung im Modus gemischtwirtschaftlicher Modelle (Public Private Partnership) und der Politik „neuer Steuerung" (im Geiste von New Public Management). Damit wurde der Gewährleistungsstaat in der Schismogenese von Gewährleistung und Sicherstellung zum wohlfahrtsstaatlichen Kontraktmanager, der nun durch das europäische Wettbewerbsrecht des Gemeinsamen Binnenmarktes (obligatorischer Ausschreibungswettbewerb, limitierte Möglichkeiten der Betrauungsaktes und der Marktorientierten Direktvergabe sowie das vom EuGH eng definierte Inhouse-Prinzip, Vergaberecht, Beilhilferegulierung und Dienstleistungskonzessionsrecht) reguliert wird und der noch nicht einmal die Spielräume der Auslegung vergabefremder Kriterien ausnutzt und derb in seinem Denken und seinen Praktiken aus der Idee einer souveränen Regierolle eines integrierten Preis-Qualitäts-Wettbewerbs regulierter Quasi-Märkte zum formalen Privatisierungsagent im Modus des Billigkeitswettbewerbs mit Qualitätsdumpingeffekten kläglich verkümmerte. Selbst die Differenz zwischen produktionstechnischer Effizienz (Minimax-Optimierung von Input zu Output) und Kosten-Effektivität (Outcome-Optimierung) wird hier nicht verstanden, auch nicht, wie ich selbst erleben musste, in Arbeitstreffen mit Führungspersonen der Europäischen Kommission in Hochhäusern in Brüssel. Und wohlfahrtstheoretisch gesehen, entsprechend der hegemonialen Dominanz dieser ideologischen Landschaft, gehen in die Maximierung sozialer Wohlfahrt verkürzt nur die individuell-privaten Präferenzen (preferences about private issues) ein, aber nicht die individuell-öffentlichen Präferenzen (preferences about social issues), nicht die gesellschaftsgestaltungspolitischen Meta-Präferenzen, keine meritorischen Erwägungen. Die agonale Polis der „struggle ablout ideas"-Praxis des Politischen wird hier wohlfahrtspolitisch nicht vollumfänglich abgebildet. Politik als Ideenpolitik verkommt – als intellektueller Pauperismus unserer sog. Expert*innen – zur Interessenspolitik im Neo-Korporatismus und Neo-Pluralismus. Die Folge: Die Vision einer dualen Wirtschaft (Gemeinwirtschaft versus Privatwirtschaft), die ganze Sektoren im Lichte des öffentlichen Interesses zum Ausnahmebereich (also zu Formen eines öffentlichen Gesundheitswesens oder eines ausschließlich freigemeinnützigen Pflegesektors) erklärt, ist in »quasi-struktureller Gewalt« kommunikativ aus dem Diskurs ausgeschlossen worden.

Das Hauptproblem als Resultante

Die anzustrebende alternative Vision ist eine nachhaltige, bedarfsgerechte Versorgungslandschaft, transsektoral (Cure und Care umfassend) integriert, multiprofessionell funktionierend, vom Hilfe-Mix formeller und informeller Ressourcen geprägt, wohnort- und netzwerkbezogen, abgestuft in medizinischer, pflegerischer, sozialer sowie in ambulanter, teilstationärer, stationärer Hinsicht. Sie ist um eine differenzierte Wohnlandschaft herum verankert, dies vor allem jenseits des binären Codes privater Häuslichkeit und Heim und somit zunehmend auf die hybriden (stambulanten) Formen heterotoper Art fokussiert. Sie hat lokal sorgende Gemeinschaften nachhaltig zu entwickeln, die eingebettet sind in eine Infrastrukturlandschaft, die den Kriterien der Verfügbarkeit, Zugänglichkeit, Erreichbarkeit und Akzeptanz entspricht. Diese Vision knüpft sich einerseits an die verfassungsrechtlich mögliche, ja, eigentlich zwingend erforderliche Ermächtigung kommunaler Daseinsvorsorge (Art. 28 GG) in Kooperation mit den Sozialversicherungen als parafiskalische Organisationen des staatsmittelbaren Sektors der Selbstverwaltung, um die Choreographie dieser Sozialraumbildung als öffentliche Aufgabe gewährleistungsstaatslogisch aufzugreifen und effektiv sicherzustellen. Etwas mehr „Munizipalsozialismus" ist dringlich. Andererseits benötigen wir im Rahmen dieser kommunalen Daseinsvorsorge lokale/regionale generative Agenturen[127], die die Sozialraumbildung der Caring Communities im Sinne der „Hilfe zur Selbsthilfe" als Philosophie genossenschaftsartiger „Miteinanderverantwortung" vorantreiben und somit quasi als Inkubatoren der Sozialraumbildung wirksam werden. Dahin sollten sich auch die Beratungs- und Prüfbehörden des Landes Rheinland-Pfalz im Sinne des dialogischen Verfahrens weiterentwickeln. Das ist

---

127 Schulz-Nieswandt, 2020e.

hier die Vision. Machbar, aber sicherlich umstritten. Das Ganze wird zu einer Frage der Begründung. Die Gegner dieser Vision haben keine besonders überzeugenden intellektuellen Gebäude des Argumentierens, keine theorietiefe, keine analytische Schärfe; sie ideologisieren, dreschen Phrasen ORDO-liberaler Tradition über die Konnexion von Markt, Freiheit und Demokratie. Phrasen, ohne theoretischen Unterbau, wie es der Personalismus des freiheitlichen Sozialismus bietet, also als anthropologisch, ja ontologisch fundierte Ethik der ausbalancierten geordneten Freiheit der Selbstverwirklichung in Mitverantwortung und Rücksichtnahme in genossenschaftsartiger (also in ur-alt-christlicher Lehre stehend) „Miteinander-verantwortung". Wo ist die überzeugendere Gegenposition?

Diese Vision wird in der aktuellen Pflegereformdiskussion vom KDA deutlich als radikale Vision einer Pflegereform als Teil der Gesellschaftsgestaltungspolitik mit Bezug auf interdependente Teilgebiete der Sozialpolitik angesichts der Interdependenz von Raumordnungspolitik, Verkehrspolitik, Arbeitsmarkt und Berufsbildungspolitik, Familien- und Genderpolitik, Bildungspolitik, Einkommens- und Vermögenspolitik positioniert. Im SGB V benötigen wir für quartierbezogene Sozialraumorientierungen in der Pflege auch eine radikal andere, innovative Stärkung der Primärversorgung durch integrierte, multiprofessionelle, d. h. Cure- und Care-Zentren, jenseits der berufsständischen Logik immer noch im Durchschnitt überaus gut verdienender niedergelassener wirtschaftsliberaler Ärzte als anachronistische Betriebsform einerseits und singulären Krankenhäusern andererseits, die ohnehin in Konzentrationsprozesse infolge der Spezialisierung und der Optimierung der Betriebsgrößen eingebunden sind und Anpassungen in der auf der raumordnungspolitisch relevanten Theorie der zentralen Orte aufbauenden räumlichen Standortverteilung ausgesetzt sind. Wenn doch dieses Klientel des Wirtschaftsliberalismus Rudolf Virchow lesen würde! Sie würden die soziale Medizin entdecken. Der Arzt sei der „natürliche Anwalt der Armen"! Das war die Kultur der 1848er Medizinalreform, als die Ärzteschaft noch linksliberal war, Kinder der sozialreformerischen Aufklärung. Und heute? Zynismus. Handwerker, die sich für Götter halten. Heiler des Evidenz-Kultes. Eine Welt, in der an Universitäten argumentiert wird, eine Professur für Medizinsoziologie käme, wenn überhaupt, als W2-Professur in Frage, nicht als W3-Lehrstuhl, der der klinischen Medizin vorbehalten bleibt. So sieht dann auch die Gender-Verteilung aus. Wir brauchen eine andere „Medizinkultur"![128]

---

128 Schulz-Nieswandt, 2010b.

Zwischenfazit

Das Fazit kann in dichter Prägnanz formuliert werden, weil es am Ende des Tages (nicht trotz, sondern aufgrund der verschlungenen philosophischen Herleitungen) einfach ausfällt: So wie der Kapitalismus seine Ästhetik der Warenproduktion hervorgebracht hat, hat auch die Gemeinwirtschaft als Sorgeökonomik ihre eigene Poetik, jetzt aber als Narration des „guten Lebens".

Der Anachronismus des verborgenen ORDO-Liberalismus

Es wird nicht hinreichend sein, im Lichte des Nexus der Megatrends des demographischen Wandels und der epidemiologischen Transition, angesichts des Sozialstrukturwandels, der, wie es auch der Fall ist in der räumlichen Nutzungsstruktur, Zentrum-Peripherie-Muster der soziale Ungleichheit und sozialer Ausgrenzung ausbildet, einfach nur mehr Geld in das System zu pumpen (also das Leistungsrecht zu verbessern und mehr ökonomische Belohnungsansätze als angewandte Verhaltensökonomik zu implementieren), das regulative Ordnungsrecht (verpackt als Verbraucherschutzpolitik angesichts des epistemischen Dispositivs der pauschalen und generalisierten Vulnerabilität des Alters jenseits der Befunde differenzieller Gerontologie) weiter zu „kafkaesken" Irrungen und Wirrungen zu treiben, aber das Vertragsrecht – letztendlich die Steuerung – dem ordo-liberalen Dispositiv der Marktkonformität zu überlassen. Zumal die Steuerung weit entfernt ist von einer Optimierung der Prozessqualität, um sich final auf die Ergebnisqualität (letztendlich auf die Lebensqualität) auszurichten. Etwas mehr „politics against markets" ist dringlich.

Choreographische Funktionserfordernisse kommunaler Daseinsvorsorge

Ordnungspolitische Voraussetzung ist ein Moratorium des stationären Sektors: keine neuen Investitionen in traditionelle Heimformen. Die Einführung eines obligatorischen Kontrahierungszwanges war eine fatale Fehlentscheidung. Im Rahmen kommunaler Pflegestrukturplanung sollte nur unter Vertrag genommen werden, was bedarfsgerecht in die erwünschte Pflegestrukturplanung passt und benötigt wird. Dazu gehört die Öffnung der Heime als Ziel im Rahmen einer Sozialraumbildung.

Einrichtungen müssen sich sodann einbinden lassen in die transsektorale Choreographie kommunaler Pflegestrukturplanungen. Dazu benötigen wir effektive konzertierende Konferenzstrukturen.

Weitere Schritte in Richtung auf eine Mutation der DNA des Feldes

Erforderlich ist die Modernisierung bestehender Einrichtungen, orientiert an Lebensqualitätsmodellen, die die Normalität des Wohnens (Heime sind keine Orte zur Hospitalisierung und akutklinischen Medikalisierung) unter dem Aspekt der Aktualgenese skalieren. Das bedarf auch einer anderen Logik und Politik der Qualitätskontrolle seitens des Staates als „Wächter". Das ist ja nun auch das Thema der vorliegenden Abhandlung.

Ferner ist notwendig eine Fokussierung auf neue hybride Formen „weder ambulant noch stationär". Zweckdienlich dazu wäre eine radikal innovative Fortführung (andockend an die sich herausbildende KDA-Idee „Wohnen 6.0") der Vergabe von lokalen/regionalen Gesamtversorgungsverträgen in der verantwortlichen Trägerschaft der genossenschaftlich organisierten individuellen wie institutionellen Bürgerschaft des Quartiers.

Fazit und Ausblick

Sozialraumbildung ist ein sehr voraussetzungsvoller sozialer Lernprozess. Die Öffnung der Heime zum Sozialraum ebenso. Davon handelt der vorliegende Forschungsbericht mit seinen Reflexionen. Sozialraumbildung ist aber nur ein Strukturelement einer großen Erzählung eines neuen Drehbuches kommunaler Pflegepolitik als Teil einer Gesellschaftspolitik der „Miteinanderverantwortung" im Generationengefüge, das jede Gesellschaft, morphologisch komplex verschachtelt mit anderen Ungleichheitsmechanismen und Differenzierungsdimensionen, darstellt. In dieser größeren Erzählung einer Vision kommunaler Pflegepolitik[129] wird auch darüber fabuliert, wie eine neue gesellschaftliche Steuerung aussehen muss. Die Mesoebene der Einrichtungen ist ja in diesen Makro-Kontext eingebettet.

Die Care-Landschaften müssen vom Geist einer Gemeinwohlökonomik geleitet werden. Das Feld ist nicht geeignet für die Logik privatwirtschaftlicher Kalküle, die die öffentliche Aufgabe, die sich hier unserer Kultur der Miteinanderverantwortung stellt, nicht bewältigen kann. Der herrschende ökonomische Diskurs bahnt leider bislang andere – maligne, deshalb falsche – Pfade in eine problematische Perspektive. Das Lied wird wie folgt dumm nachgesungen: Pflegeepidemiologisch wird a) ein steigender Bedarf berechnet, dem sodann b) ein entsprechend steigender Bedarf an Heimplätzen als Antwort korreliert wird. Der darum c) wiederum notwendige Kapitalbedarf für die Investitionen soll d) in tiefer Dankbarkeit oder gar fetischartiger Huldigung durch die Kapitalakquise der Kapitalanlegermodelle gedeckt werden. Das ist das Lied des luziden Spinnennetzes des Kapitalismus. Die Gegen-Gabe zu dieser

---

129 Schulz-Nieswandt, Köstler & Mann, 2020.

Liebes-Gabe ist e) das Renditeversprechen. Das ist die Melodie des daimonischen Minotaurus in der Mitte des Labyrinths, in das die Opfer gelockt werden. Aber es gibt ja den Faden der Ariadne. Das Problem hat viele Gesichter. Wir brauchen a*) keinen Bettenkapazitätsboom sozial exkludierender Heimstrukturen. Das Kapital muss b*) investiv in die Vision einer kommunal gesteuerten inklusiven Gemeindeordnung genossenschaftsartiger Sorgelandschaften fließen. Daher müssen wir c*) andere Lösungen suchen und finden. Die Logik der Gemeinwirtschaft wird hier d*) den Sektor freihalten müssen vom malignen Geist des Kapitalismus, der sein Spinnennetz ausbreitet, in dem dann, wie einst durch das Singen der Sirenen in der Odyssee, die Menschen eingefangen und ins Unglück gestürzt werden.

Wir benötigen einen alternativ hegemonialen Diskus:

$$\{a^* \to b^* \to c^* \vee d^*\} > \{a \to b \to c \to d \to e\}.$$

Oder verbal: Bedarfsorientierte Gemeinwirtschaft statt Privatwirtschaft, Sachzieldominanz gegenüber der Verdinglichung der Formalziele privatwirtschaftlichen Handelns.

Zur Gestalt der Evaluation und zentrale Konturen des Projekts

2

Gegenstand dieser Reflexion im Lichte der angeführten, vor allem eigenen, neueren[130] übergreifenden Forschungsliteratur (zu den Fragen des *Warum* der Sozialpolitik als Teil der Gesellschaftspolitik, aber auch zu den Frage: *Wer* bekommt *Was, Wie, Wo* und *Wann*) ist, wie eingangs schon angeführt, als materiale Grundlage der Abschlussbericht „Evaluation des Beratungsansatzes der Beratungs- und Prüfbehörden nach dem Landesgesetz über Wohnformen und Teilhabe des Landes Rheinland-Pfalz (LWTG)"[131]. Die Länder sind ja gemäß § 9 SGB XI für die pflegerische Infrastruktur gewährleistungsstaatlich zuständig. Die herrschende Meinung legt dies gerne eng in marktorientierte Gehorsamkeit aus; ich lege diesen Auftrag offensiv aus. Hier geht es daher im Kontext des Qualitätsmanagements von Einrichtungen (anders fokussiert als im Kontext privater Häuslichkeit[132] vor dem Hintergrund von Art. 13 GG) im regulierten Markt um Erwachsenenschutz[133] im Lichte normativ-rechtlicher Vorgaben.[134] Die sozialen Felder der stationären Langzeitpflege und des Wohnens von Menschen mit Behinderungen im Kontext von SGB XI und SGB XII sind in ein kompliziertes Geflecht von Ordnungs-, Leistungs- und Vertragsrecht und der Wohn- und Teilhabegesetze der Länder eingebettet. Der Gewährleistungsstaat[135],

---

130 Zur älteren Forschung vgl. auch Schulz-Nieswandt, 2016b.

131 Vgl. Schulz-Nieswandt F, Köstler U & Mann K (2019) Evaluation des Beratungsansatzes der Beratungs-und Prüfbehörden nach dem Landesgesetz über Wohnformen und Teilhabe des Landes Rheinland-Pfalz (LWTG) Abschlussbericht. thttps://msagd.rlp.de/fileadmin/msagd/19.03.31_Abschlussbericht_Beratungsansatz_BP-LWTG.pdf; Tag des Zugriffs: 21. Februar 2020.

132 Dazu auch Kretschmann, 2016.

133 Schulz-Nieswandt, 2020e.

134 Schulz-Nieswandt, 2019e.

135 Zum Hintergrund allgemein und konkret zum Politikfeld vgl. Waechter, 2008; Landauer, 2012.

im Kontext der schon angesprochenen weiten Debatte um „Staatlichkeit im Wandel"[136] verortet, nutzt zur Sicherstellung des Leistungsgeschehens das Spektrum trägervielfältiger Einrichtungen, die wettbewerblich in Märkten tätig sind. Diese Märkte werden in der Fachlichkeit wegen der öffentlichen Regulierung als Quasi-Märkte bezeichnet.

Das nachfolgende Schaubild 1 soll die gesamte Komplexität, die hier zum Thema wird, überschaubar machen. Hierbei sind gleichzeitig die Abkürzungen zu erläutern, damit das ganze Funktionsgefüge und der Wandel des Feldes verständlich werden. Dabei kommt ein Denken in einem Mehr-Ebenen-Modell zur Wirkung. Auf einer Makroebene müssen sich die Regulationsregime (RR) ändern, dies ganz im Lichte der Umsetzung der normativ-rechtlichen Basisvorgaben (n-rV) mit Blick auf soziale Innovationen (sI). Dies ist eine Voraussetzung, um den Wandel des Sektors (SW) in den Griff zu bekommen und die Herausforderungen zu bewältigen. Hier bewegen wir uns im Lichte der praktischen Philosophie auf der Ebene der Sozialethik, die die Wirtschaftsordnung betrifft. Auf der Mesoebene geht es um den Kulturwandel der Einrichtungen im Markt angesichts von Unternehmensversagen (UV) im Kontext

Schaubild 1   Das Funktionsgefüge des Feldes und sein Wandel

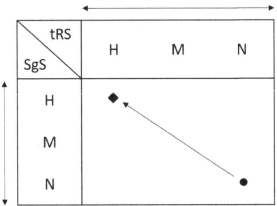

Quelle: eigene Darstellung

---

136 Schulte, 2017.

von Marktversagen (MV) einerseits wie auch um die Organisationskultur der Verwaltung (KWVSt) des Gewährleistungsstaates (GSt) mit Blick auf die traditionelle Regulation der Wächterfunktion (W) andererseits angesichts der Möglichkeit des Staatsversagens. Das innovative Konfliktmanagement (iKM) bedarf einerseits einer transaktionalen Resilienz (tR) und andererseits der Bereitschaft und Fähigkeit der Behörden zum achtsamen Spiel der Rolle eines kooperativen Inkubators (kI). Die gesamten Zusammenhänge wirken „technischer" dargelegt, als sie es in Wirklichkeit sind. Mit dem Handeln des *homo faber* kommen wir hier nicht allzu weit. Es handelt sich um einen Kulturwandel, der nicht trivial und nicht leicht zu „erzeugen" ist.

Der Gegenstand der im Internet veröffentlichten Evaluation fügt sich hier systematisch ein. Die übergreifende Evaluationsfrage war, ob und inwieweit die in der Gesetzgebung und im Verordnungswesen des Landes Rheinland-Pfalz festgelegte „Kultur" der Praxis der Prüfung und Beratung effektiv ist. Erreicht sie ihre Ziele? Wird sie dazu angenommen, akzeptiert und in der Folge wirksam? Treibt sie, skaliert an den rechtlich vielfach (vom Völkerrecht über das Europarecht bis zum verfassungskonformen Sozialrecht) kodifizierten Werten der Autonomie und der Teilhabe des Menschen in seiner Personalität[137], zu innovativen Entwicklungen im sozialen Feld an?

Gelingt eine Dialogik zwischen Beratungs- und Prüfbehörden einerseits und den Einrichtungen andererseits?[138] Dabei ist im Hintergrund immer zu bedenken: Die kommunikative Nähe bedarf der optimalen Distanz. Die Problematik bleibt, rechtsphilosophisch gesehen, eingeordnet in den Dualismus von Staat einerseits und „bürgerlicher Gesellschaft",[139] zu der auch das Marktwirtschaftsgeschehen zählt, andererseits. Erst aus der Dualität der beiden Pole heraus kann es zur Bewegung der beiden Seiten hin auf eine „vermittelnde, spannungsreiche, nie harmonische, sondern originär politische Mitte" kommen. Hier, in diesem Zwischenraum, kann in kooperativer (kollaborativen[140]) Offenheit problemlösungsorientierte Kommunikation stattfinden.

Der gemäß Art. 20 GG definierte Sozialstaat (vgl. auch Art. 3 [3] EUV) ist, fundiert in Art. 1 und 2 GG (und im Lichte der Verfassungswerte der EU), ein Rechtsstaat. Diesem Rechtsstaat kommt, staatssoziologisch gesprochen, grundsätzlich das (auch wenn es redundant bzw. tautologisch ist: ungeteilte) Monopol auf legitime Gewalt zu. Letztendlich ist und bleibt der Rechtsstaat auch als – kommunikativ – kooperativer Staat „Wächter" angesichts der „heiligen Ordnung" der personalen

---

137 Schulz-Nieswandt, 2016a.
138 Als Parallele vgl. Britze, 2015. Vgl. auch Wessels, 2016.
139 Schulz-Nieswandt, 2019a.
140 Dazu kritisch auch Groth & Ritter, 2019; Bornemann, 2012l

Würde[141], die es zu schützen und gegen seine Feinde (allerdings sieht meine Liste der Feinde der „offenen Gesellschaft" [von Karl Popper] nochmals anders aus, als es vorherrschend der Fall ist) zu verteidigen gilt. Die Evaluation gibt in Bezug auf die Beratungs- und Prüfbehörden des Landes Rheinland-Pfalz erste Antworten mit Blick auf einen sicherlich noch längerfristigen kollektiven Lernprozess. Im Hintergrund sei angedeutet, dass sich für uns diese Praxis der Landesbehörde kohärent einordnet in die sozialpolitische Gesamtgestalt der „Demografiepolitik" des Landes.

---

141 Schulz-Nieswandt, 2017b.

Der Gegenstand der Evaluation

3

In der Ausschreibung des Projekts des Landesministeriums heißt es: „Mit dem Landesgesetz zur Weiterentwicklung der Wohnformen und Stärkung der Teilhabe vom 16. Februar 2016 wurde das Landesgesetz über Wohnformen und Teilhabe (LWTG) mit Wirkung vom 1. März 2016 dahingehend geändert, dass sich die Handlungsperspektive der Beratungs- und Prüfbehörde nach dem LWTG (ehemals Heimaufsicht) im Landesamt für Soziales, Jugend und Versorgung (LSJV) von einer überwiegenden Aufsichts- und Prüffunktion deutlich hin zu einer Beratungs- und Prüfungsfunktion verlagert hat. Mit der vorgenannten Gesetzesänderung ist die Landesregierung einen weiteren Schritt in Richtung der Stärkung der Qualitätsverantwortung der Einrichtungsträger gegangen und hat damit einen nochmals wesentlich verstärkten Beratungsansatz der Beratungs- und Prüfbehörde nach dem LWTG (BP-LWTG) formuliert, indem diese den Einrichtungen regelmäßig beratend begegnet (Regelberatung) und Prüfungen grundsätzlich anlassbezogen, d. h. bei Bekanntwerden von Mängeln oder Beschwerden, stattfinden." Und weiter lautet es: „Vor dem Hintergrund dieses Paradigmenwechsels wurde das Beratungsverständnis und die entsprechende Haltung der BP-LWTG unter wissenschaftlicher Begleitung der AGP Sozialforschung an der Ev. Hochschule Freiburg i. Br. in der Zeit vom 1. Juni 2015 bis 10. November 2016 erarbeitet, definiert und seit Inkrafttreten des Beratungsansatzes zum 1. März 2016 eingeübt und umgesetzt." „Der bisherige anlassbezogene Prüfauftrag bei Mängeln und Beschwerden wird auch weiterhin uneingeschränkt erfüllt. Das Beratungsverständnis wurde zusammen mit einem Leitbild in einem Rahmenkonzept niedergelegt, das den Mitarbeiterinnen und Mitarbeitern der BP-LWTG als Arbeitsgrundlage dient und seit August 2017 mit der gleichen wissenschaftlichen Begleitung für die Dauer von zwei Jahren weiterentwickelt wird."

© Der/die Autor(en), exklusiv lizenziert durch
Springer Fachmedien Wiesbaden GmbH, ein Teil von Springer Nature 2021
F. Schulz-Nieswandt, *Gewährleistungsstaatlichkeit zwischen Wächterfunktion und Innovationsinkubator*, Vallendarer Schriften der Pflegewissenschaft 7,
https://doi.org/10.1007/978-3-658-32916-7_4

Der normativ-rechtliche und politische Kontext

4

Das LWTG des Landes Rheinland-Pfalz steht im Kontext der „Modernisierung" der Heimaufsicht seit der Föderalismusreform von 2006. Dabei ordnet sich die vorliegende Reformfragestellung m. E. systematisch ein in den gesamten kohärenten Gestaltwandel der rheinland-pfälzischen Demografiepolitik und ist auch im Kontext der gesamten Pflegepolitikreform[142] zu verorten. Dabei werden die Entwicklungsprobleme der stationären Langzeitpflege[143], die medizinische Primärversorgung einbeziehend[144], und des stationären Wohnens überaus deutlich.

In der Sozialraumorientierung dieser Politik[145] geht es um eine Differenzierung der Wohnlandschaften im Alter(n) sowie um eine auf Selbstbestimmung und (auch digitale[146]) Teilhabe abstellende Transformation der professionellen Formen von Versorgungseinrichtungen im SGB XI und SGB XII im Kontext regionaler Pflegestrukturplanung (die kommunale Daseinsvorsorge[147] gemäß Art. 28 GG vor dem Hintergrund[148] der Infrastrukturgewährleistungsaufgabe der eigengesetzlichen Länder gemäß § 9 SGB XI betonend) und der Generierung lokaler sorgender Gemeinschaften, also § 8 des SGB XI aufgreifend. Eine nähere Darlegung der normativ-rechtlichen Zusammenhänge ist hier nicht notwendig.

---

142 Schulz-Nieswandt, 2020c.

143 Schulz-Nieswandt, 2020a.

144 Schulz-Nieswandt, 2020i.

145 Schulz-Nieswandt, 2017b; 2020e. Ferner: Schulz-Nieswandt, 2018a; 2018d; 2019d; 2019e.

146 Schulz-Nieswandt, 2020g; 2019c; 2020g.

147 Schulz-Nieswandt, 2019f.

148 Und vor dem Hintergrund – im Mehr-Ebenen-System der Rechtsregime – der europarechtlichen Regelungen der Dienstleistungen von allgemeinem Interesse. Vgl. auch Wiesner, 2018.

F. Schulz-Nieswandt, *Gewährleistungsstaatlichkeit zwischen Wächterfunktion und Innovationsinkubator*, Vallendarer Schriften der Pflegewissenschaft 7, https://doi.org/10.1007/978-3-658-32916-7_5

Der Auftrag der Evaluation 5

Der Ausschreibungstext des Landesministeriums besagte: Ziel des Auftrages sei es zu evaluieren, ob sich der Beratungsansatz einerseits bewährt und wie er andererseits weiter gestärkt werden kann. Dazu sollte im Rahmen der Evaluation eine Analyse „in Bezug auf Träger und Leitungen in Einrichtungen der Eingliederungshilfe und der Pflege, deren Mitarbeiterinnen und Mitarbeiter, Bewohnerinnen und Bewohner, Angehörige und ehrenamtlich engagierte Menschen umgesetzt werden. Dabei soll nicht nur die Erfüllung der Ziele des Gesetzes in den Blick genommen werden, sondern auch mit Blick auf die Theorie des guten Lebens von Martha Nussbaum" „z. B. im Rahmen von Fokus-Gruppen mit Bewohnervertretungen, Bewohnerinnen und Bewohnern und Angehörigen erfragt werden". Mit Bezug auf diese drei Fokusgruppen soll gefragt werden, „worauf es ihnen für ein gutes Leben in einer Einrichtung ankommt". Damit verbunden sind die Fragedimensionen, „ob Anregungen und Beschwerden möglich sind", „ob diese nachvollziehbar bearbeitet werden" und „ob sie sich geschützt und sicher fühlen".

> „Die Arbeit der BP-LWTG soll im Rahmen einer extern begleiteten Selbstevaluation auch im Sinne einer Unterstützung des Organisationsprozesses betrachtet werden. Anhand von Fallstudien sollen die Voraussetzungen, Möglichkeiten und Grenzen der Umsetzung und Weiterentwicklung des Beratungsansatzes erläutert werden. Dazu gehört auch das Vorgehen der Behörde in Krisensituationen und bei beratungsresistenten Einrichtungen."

Soweit das Ministerium in der Ausschreibung. Das Evaluationsteam der Universität zu Köln (UzK) war als Bieter in der Lage, den in der Leistungsbeschreibung des Ministeriums aufgeführten Fragenkatalog sowie den daraus abgeleiteten Aufgabenbeschreibungen vollumfänglich nachzukommen, indem der Fragenkatalog und die Aufgabenbeschreibung in das Evaluationsdesign methodisch überführt werden konnten. Projektlaufzeit war der 15. April 2018 bis zum 14. April 2019.

Die Ziele der Evaluation sind in der Leistungsbeschreibung hinreichend präzise dargelegt und konnten – vor allem im Rahmen der Leitfäden für die Interviews und der Fokusgruppen – in die Datenerhebung der Evaluation transformiert werden. Diese Ziele und Fragestellungen leiten sodann strukturierend die Analyse der Daten, die Berichterstattung und die Formulierung von Schlussfolgerungen und Empfehlungen. Es war dem Evaluationsteam bewusst, dass dies neben der summativen (Outcome-orientierten) Evaluation auch ein zweckdienlicher Beitrag formativer Art zur Unterstützung und reflektierten Weiterentwicklung des Organisationsprozesses der Arbeit der BP-LWTG sein soll.

Dabei verpflichtete sich das Evaluationsteam der Universität zu Köln, den gewünschten trans-disziplinären Wünschen des Ministeriums entsprechend der genannten Kooperationspartner*innen nachzukommen, also die methodische Vorgehensweise im Rahmen des Evaluationsdesigns zwischen angewandter Begleitforschung und Auftraggeber kooperativ zu erarbeiten, indem diese Erarbeitung bzw. Konkretisierung der methodischen Vorgehensweise in einem Vorgespräch mit den zuständigen Fachreferaten des *MSAGD* und des Landesamtes für Soziales, Jugend und Versorgung u. a. mit Vorstellung der Selbstevaluation der BP-LWTG vor dem eigentlichen Start geklärt wird. Dies erfolgte nach einer orientierenden Vorbesprechung im Ministerium in einer Sitzung in Mainz am 16. Mai 2018. Die dort festgelegte Vorgehensweise wurde zeitnah konkretisiert und operationalisiert.

Das Team der Universität ging davon aus, dass dem Ministerium bewusst ist, dass es sich entsprechend der bisherigen Laufzeit des dialogischen Verfahrens in der Beratung nur um eine erste Zwischenbilanz handeln kann. Ein solcher Paradigmenwandel in der bislang dominant ordnungsrechtlich aufgestellten Prüfbehördenarbeit ist ein Kulturwandel und daher ein längerer sozialer Lernprozess, der mehr Zeit benötigen wird.

Das Thema ordnet sich in die bereits ältere Tradition der lernenden Re-Organisation des Staates auf dem Weg zur kooperativen Staatlichkeit[149] ein. Eher neu im vorliegenden Fall ist die Verbindung dieser Kooperationsoffenheit mit dem Anspruch des Staates, vor-staatliche Akteure zur Selbstentwicklung und zu Innovationen zu befähigen. Die dialogische Philosophie dieses Bestrebens unterscheidet sich von neo-konservativen Variationen des *enabling state*. Heute ergänzt sich die Frage einer Reform der Verwaltungskultur[150] auch um Fragen einer Verwaltungsethik.

Was waren, hier sprachlich eng angelegt an den Text der Ausschreibung des Projekts des Landesministeriums, die Evaluationsfragestellungen? Mit Blick auf

---

149 Schulz-Nieswandt, 2019a.
150 (.Sundmacher, 2010.

die Regelberatung stellte sich die Frage nach den Bedingungen für eine Beratungs-
fähigkeit a) der BP-Behörde und b) der Träger bzw. der Einrichtungen.

Ferner kreisen einige Fragen um das Themenfeld der Qualitätsfähigkeit einer
Einrichtung: Wie wird die Qualitätsfähigkeit der Einrichtung beurteilt? Welche
Kriterien dienen dazu als Grundlage? Gibt es weitere Kriterien, die herangezogen
werden könnten? Kann die Qualitätsfähigkeit der Einrichtung durch den Beratungsansatz identifiziert werden? Kann die Qualitätsfähigkeit durch den Beratungsansatz
gesteigert, weiterentwickelt werden? Ferner: Unterscheidet sich die Beratung je
nach Qualitätsfähigkeit der Einrichtung? a) Leuchttürme, b) Einrichtungen mit
beschränkter Qualitätsfähigkeit, c) nicht qualitätsfähige Einrichtungen. Im Fall
von b) und c) ist zu fragen: Ist die beratungsorientierte Begleitung treffsicher in
dem Sinne, dass im Fall von b) und c) Lösungen entwickelt werden können?

Wie entwickeln sich die Beratungen auf Abruf (also im Krisenfall): Bietet der
Beratungsansatz Einrichtungen in der Krise das (niederschwellige) Zugehen auf
die BP-Behörde mit der Bitte um Beratung? Nehmen die Einrichtungen das Beratungsangebot in der Krise wahr? Ist das Beratungsangebot in der Krise treffsicher?
Schließlich sind von Interesse Fragen zur praktischen Umsetzung des Beratungsansatzes: Bietet der Beratungsansatz die Grundlage für ein gestuftes Vorgehen? Wie
sieht das gestufte Vorgehen in der Praxis aus? Wie steht es mit der Machbarkeit
von Kriterien für das gestufte Vorgehen?

Auf der normativ zentralen Bewohnerebene gilt es zu fragen: Stärkt der Beratungsansatz Teilhabe und Selbstbestimmung der Bewohner? Trägt der Beratungsansatz dazu bei, dass die Bewohner besser geschützt und in ihren Rechten und ihrer
Selbstbestimmung geachtet werden?

Wie steht es schlussendlich um einen Vergleich zur (früheren) unangemeldeten Regelprüfung? Besteht hier ein Mehrwert? Oder anders formuliert: Welchen
Mehrwert gibt es für die BP-LWTG und die Einrichtung gegenüber der früheren
unangemeldeten Regelprüfung?

Das Design der Evaluation

Das Evaluationsteam der Universität zu Köln (UzK) war in der Lage, das Design auf die gewünschten Leistungsmodule der Leistungsbeschreibung abzustellen.

Angeführt sei hier nun jener Teil der Gliederung des empirischen Teils des Berichts der Evaluation, der hier nicht aufgegriffen wird:

„B. **Die Evaluationsergebnisse**

V. Die Interviews in den Einrichtungen der Altenhilfe (AH) und den Einrichtungen der Eingliederungshilfe
1. Rollenneufindung der BP-Behörde und der Einrichtungsleitung im Beratungsansatz
2. Was hat sich geändert, wenn eine Regelberatung durchgeführt wird und wie werden die Änderungen umgesetzt: Der optimierte Dialogprozess
3. Wie lebt das heterogene Feld der Einrichtungen den neuen Dialogprozess?

VI. Die Fokusgruppendiskussionen in drei Einrichtungen."

Mit den vier BP-Behörden wurde die Generierung relevanter Einschätzungen, Deutungsmuster und Beurteilungen der bisherigen Arbeit im Rahmen einer Gruppendiskussion realisiert.

Aus den damals a) 469 Einrichtungen im Bereich Pflege und den b) 235 Einrichtungen im Bereich der Eingliederungshilfe wurde ein Sample von 5 % (n = 35; 20 Einrichtungen aus [a] und 15 Einrichtungen aus [b]) gezogen. Dabei wurden Trägervielfalt und Einrichtungsgröße berücksichtigt. Das Sample wurde aus der zur Verfügung gestellten Liste der Einrichtungen gezogen, auch im Lichte der begrenzten Ressourcen unter Beachtung pragmatischer Aspekte der Zugänglichkeit und Erreichbarkeit, dabei die selektiven Bias-Effekte reflektiert kontrollierend.

Stakeholder-orientiert sollten drei Fokusgruppen u. a. mit Bewohner*innen, Angehörigen und Fachkräften sowie bürgerschaftlich eingebundenen Personen in drei

F. Schulz-Nieswandt, *Gewährleistungsstaatlichkeit zwischen Wächterfunktion und Innovationsinkubator*, Vallendarer Schriften der Pflegewissenschaft 7, https://doi.org/10.1007/978-3-658-32916-7_7

Einrichtungen durchgeführt werden. Aufgrund der Einbindung des Evaluations-
teams in das GALINDA-Projektes des Landes RLP „Gutes Altern in Rheinland-
Pfalz"[151] war es auf Grund des guten Zugangs möglich, diese Fokusgruppen in den
drei Projektstandorten durchzuführen (also Seniorenheim St. Josef in Vallendar,
Mainzer Altenheim in Mainz, Diakonissen Bethesda Landau).

Die Interviews, in der Regel mit den Einrichtungsleitungen und/oder den Pflege-
leitungen durchgeführt, wurden von den Mitarbeiterinnen der Universität zu Köln,
Frau Dr. Ursula Köstler und Frau Dr. Kristina Mann, überwiegend als face-to-face-
Setting und nur zum Teil (aus forschungspragmatischen Gründen) telefonisch durch-
geführt. Die Datenerhebung erfolgt im Modus problemorientierter Interviews der
Methode von Witzel, die Datenanalyse folgte einer Inhaltsanalyse nach Mayring.
Je nach Einwilligungslage wurden Tonbandaufnahmen als Basis der Analyse ge-
nutzt. Die Auswertung erfolgte im 4-Augen-Prinzip der beiden Mitarbeiterinnen.

Besonders geeignete Fälle (n = 5) wurden einer gesonderten anspruchsvolleren
interpretativen Analyse mit Blick auf latente Sinnstrukturen (z. B. hinsichtlich des
Kulturwandels des Paradigmenwechsels in der Arbeit der BP-LWTG) unterzogen.
Diese Analyse erfolgte durch Einbindung von Frank Schulz-Nieswandt.

Die gesamte Datenanalyse und Diskussion erfolgte werteorientiert[152] im Lichte
anthropologisch-rechtsphilosophischer Perspektiven des dialogischen Personalismus
der Selbstbestimmung, Selbstständigkeit und Teilhabe. Das Evaluationsteam der
UzK sah sich in der Lage, die philosophische Perspektive u. a. von Martha Nussbaum
(Theorie des guten Lebens i. V. m. dem Capability Approach in der Sozialpolitik im
Lichte der Philosophie der gegenseitigen Anerkennung im Diversitätskontext) in
die interpretative Reflexion der generierten Befunde einzubeziehen.

Dennoch bleibt dieser „Kulturwandel" des Gewährleistungsstaates eingebunden
in die „Wächterfunktion" des sozialen Rechtsstaates mit seinem Monopol auf legitime
Gewalt. Dies gilt eben nicht nur für das Feld des SGB VIII, sondern auch des SGB XI.

Dies evoziert keine Re-Infantilisierung des Alters („Altenwohl" in Analogie
zum „Kindswohl"). Die personale Würde des alten Menschen ist unantastbar
(„heilig"). Aber die besondere Vulnerabilität in der Hochaltrigkeit erfordert diese
Wächterfunktion, nicht zuletzt angesichts der Fragilität sittlicher Einbettung
von Marktunternehmen[153] im Wettbewerb. Qualitätsdumping und Fehlen einer
„Sachzieldominanz"[154] in der unternehmenspolitischen Zielfunktion sind Risiken
des Marktversagens.

---

151 Schulz-Nieswandt, 2020a.
152 Schulz-Nieswandt, 2018b; 2020d.
153 Bögenhold, 2015.
154 Schulz-Nieswandt, 2015a.

Ein zentraler empirischer Deutungsbefund der Evaluation: Das Gespräch mit dem Präsidenten der Landesbehörde

7

Staatliche Kontrolle der Versorgungsqualität im Lichte der rechtlichen Vorgabe der Würde-Achtung muss sein. Eigentlich ist die Versorgungsqualität (VQ) nicht das finale Ziel. Final geht es um Lebensqualität (LQ) im Wohnen (W), die (feldtheoretisch und transaktional gedacht[155]) von vielen Faktoren (…), eben auch der Versorgungsqualität abhängt:

$$LQ = f\,(….;\ VQ\ [W];\ ….).$$

Die Frage, die aus dieser Sicht resultiert, ist die nach der Validität der Politik des Qualitätsmanagements, längst in der bekannten analytischen Tradition der Unterscheidung von Struktur-, Prozess- und Ergebnisqualität aufgeworfen, aber trotz genealogischer Vorstudien[156] nicht hinreichend diskutiert. Es geht um Lebensqualität[157] und – noch tiefer hinterfragt – um die Vermeidung von Menschenrechtsverletzungen.[158]

Missstände werden immer wieder evident. Der öffentliche Diskurs ist angesichts von medial zugänglichen Recherchen nur zum Teil heftig. Mitunter ist von der „Geschäftemacherei der Pflegemafia" die Rede. Misstrauen kann eine sinnvolle Figur des Weltverhältnisses sein[159]; ohne Vertrauenskapital (und Transparenz[160]) funktioniert jedoch keine Gesellschaft und ihr Wandel. Es geht demnach um eine angemessen ausbalancierte Kultur des Managements sozialer Politik zwischen

---

155 Schulz-Nieswandt, 2020e.
156 Borutta & Ketzer, 2011.
157 Kaltenegger, 2016; Trunkenpolz, 2018.
158 Niederhametner, 2016.
159 Dazu auchd. h.Hörlin, 2918; Huth, 2017; Michalski, 2019.
160 Dazu problematisierend: August & Osrecki, 2020.

© Der/die Autor(en), exklusiv lizenziert durch
Springer Fachmedien Wiesbaden GmbH, ein Teil von Springer Nature 2021
F. Schulz-Nieswandt, *Gewährleistungsstaatlichkeit zwischen Wächterfunktion und Innovationsinkubator*, Vallendarer Schriften der Pflegewissenschaft 7,
https://doi.org/10.1007/978-3-658-32916-7_8

Sicherheit und Angst, Vertrauen und Kontrolle, Befähigung und Disziplinierung. Dies ist gerade im Kontext der Implementation eines gesetzlichen Paradigmenwandels in einem Politikfeld bedeutsam.

Vor diesem Hintergrund ist leicht nachvollziehbar: Die Angst innerhalb der politischen Aufsichtsbehörden ist verständlich. Analogien, dazu liegen einige Studien vor, finden sich in den Medienberichterstattungen zu krassen Fällen der Kindeswohlverfehlungen. „Behördenversagen" (bzw. „Systemversagen") ist dann das Deutungsmuster in den massenmedial vermittelten und von Frames strukturierten Kommunikationsprozessen.

Das Land will offensichtlich aber nicht nur legitimer Aufsichtsstaat sein, sondern Dialogpartner für innovative Lösungen im Sinne der Vielzahl funktionaler Äquivalente und hat auf der Basis eines offerierten Vertrauensvorschusses die Regelprüfung mit einer Terminankündigung verknüpft.

Das Gespräch mit dem Präsidenten des Landesamts für Soziales, Jugend und Versorgung, Detlef Placzek, fand am 20. März 2019 statt und dauerte 65 Minuten. Anwesend waren auch die Büroleitung und ein Mitarbeiter. Das Interview war leitfadengestützt, wurde aber von Schulz-Nieswandt phasenweise durchaus als ein Fachgespräch (auf hohem Niveau) geführt.

Folgende Fragen waren vorgesehen und sind auf Bitte vorab zur Verfügung gestellt worden: Wie wird die „dialogische Arbeitskultur" eingeschätzt? Passt es zur staatlichen Regulierungsaufgabe? Wie wird der Markt der Unternehmen der stationären Wohnsettings beurteilt? Gibt es hier Einschätzungen, die Auswirkungen auf die Chancen und Risiken dieser dialogischen Kultur haben? Wie umgehen mit Unternehmensdefiziten als Marktversagen? Ergibt Regelaufsuche Sinn? Oder sollte nur Krisenintervention bei Mängelanzeige erfolgen? Wie wäre Prävention möglich? Könnten Beratungs- und Prüfbehörden mit dem dialogischen Verfahren nicht auch Innovationen anstoßen? Quasi zum Inkubator für den Angebotswandel und zur kreativen Lösung von Pflegefachkraftmangel werden? Wie wird der Erfolg der Arbeit der vier Regionalbehörden eingeschätzt? Reichen die Ressourcen? Stimmen die Qualifikationen? Somit die Effizienz insgesamt? Wie sollten die Regionalbehörden gesteuert werden im Controlling ihrer Effektivität?

Nun zu den Ergebnissen. Erläutert wurde von Schulz-Nieswandt, dass das Gespräch ursprünglich im vertraglich vereinbarten Design nicht vorgesehen war, aber im Laufe des Projekts an Bedeutung gewann, weil die Projektleitung innerhalb der Evaluationsforschung den Ansatz einer Stakeholder-orientierten multi-perspektivischen Durchleuchtung des sozialen Feldes des Gegenstandes im Sinne einer Viel-Augen-Konstruktion sozialer Wirklichkeit präferiert. Einen

Raum auszuleuchten bedarf der Aufstellung[161] verschieden positionierter „Lichter und Aufnahmegeräte"[162], wenn man das Problem zugleich aus einer systemischen Transaktionsanalyse[163] heraus betrachtet. Erst in der Komposition der verschiedenen Perspektiven der Wahrnehmung und der Interpretation sozialer Wirklichkeit gelingt eine Sinn-verstehende Annäherung (im Sinne des hermeneutischen Zirkels) an den jeweiligen Gegenstand. Damit wird eine kommunikative Validierung[164] der Befunde durch Abgleichung der verschiedenen perspektivischen Positionierungen möglich. Dabei ist immer auch das Thomas-Theorem zu beachten: Unabhängig von der positivistischen Frage, ob ein Befund objektiv (Kant: „Das Ding an sich") wahr ist: Er ist auch dann relevant, wenn er objektiv fraglich ist, aber in seiner handlungsleitenden Motivierung wirksam und somit höchst relevant ist.

Die ganze Komplexität des Gesprächs wird hier nicht wiedergegeben. Ich konzentriere einige relevante Aspekte und Dimensionen.

Der Präsident des Amtes steht zu dem Paradigmenwandel der Beratungs- und Prüfbehörden. Auch, was den notwendigen – quasi transzendentalen – Vertrauensvorschuss[165], von dem bereits weiter oben die Rede war, angeht. Darunter versteht er – analog zur Diskurs- und Praxisentwicklung in der Kinder- und Jugendhilfe des SGB VIII – eine Erweiterung der aufsichtsrechtlichen Kultur des Rechtsstaates als

---

161 Aus systemischer Sicht: Weber & Rosselet, 2016; Sparrer, 2016; Drexler, 2015.

162 Dies verweist uns auf Anleihen aus den Theorien des Films (Elsaesser & Hagener, 2011) mit Blick auf die Funktion der Regie als Choreographie (analog zum Tanz) der Konstruktion von Wirklichkeit im artifiziellen Geschehen der Drehbuch-Story. Ausleuchtung – das Spiel mit Licht und Schatten – sowie die Anordnung der Dinge, der Kamera-Führung (Mohn, 2020) wie überhaupt die damit verbundene Konstruktion von Raum und der Ordnung der Zeit im Ablauf des Geschehens, sodann die Untermalung mit Musik (Herzfeld-Schild, 2020) als Verdichtung der Atmosphäre und Framing der emotionalen Wahrnehmung u. v. a. m. Auch der Film hat -d. h.wie auch die Photographie (Blunck, 2010) – seine eigene Poetologie mit Blick auf die Reflexivität im Spannungsfeld der Konstruktion von Wirklichkeit im Film einerseits und der Wirklichkeit außerhalb des Films andererseits (Metten & Meyer, 2016). Instruktiv z. B. Gschwendtner, 2010 sowie Akremi, 2016. Analogien finden sich in der Forschung zum „sozialen Gebrauch der Photographie", um an Pierre Bourdieu und Jean-Claude Passeron anzuknüpfen. In der Theorie des Films ist daher eine epistemologische Synthese notwendig: Einerseits ist produktionsästhetisch die semiotische Position des Strukturalismus zu beziehen, andererseits ist rezeptionsästhetisch die phänomenologische Perspektive einzubringen. Die Synthese besteht darin, dass die Hermeneutik des Filmes eine semiotisch fundierte phänomenologische Re-Konstruktion sein muss. Denn nicht das Subjekt hat Wahrnehmung, die Wahrnehmung hat das Subjekt.

163 Mohr, 2020.

164 Burkhart, Kleining & Witt, 2010.

165 Wegner, 2019.

„Wächter" sozialer Geschehensprozesse und der damit verflochtenen Märkte von
Einrichtungen und Diensten um die neuen Felder der Beratungsaufgaben, die eine
problembezogene Lösungssuche darstellen und auch zu Innovationen antreiben
sollen. Erweiterung meint: prüfen *und* beraten, nicht beraten *statt* prüfen. Der mit
Autorität (soziologisch gemäß Max Weber: mit dem Monopol auf legitime Gewalt)
ausgestattete Rechtsstaat öffnet sich kooperativ den Marktakteuren im stationären
Bereich (was aktuell im fachpolitischen Diskurs ansteht: im ambulanten [oder auch
im „stambulanten"] Bereich: auch in den privaten Lebenswelten der Bürger*innen,
so in der Familie oder im Kontext neuer, „hybrider" Wohnformen), aber immer vor
dem Hintergrund seiner demokratisch legitimierten Herrschaftsfunktion. Dem
dürfte im Rahmen der demokratischen Staatsrechtslehre auf der Grundlage der
Achtung der Grundrechtslehre von Völker-, Europa- und deutscher Verfassungs-
rechtslehre in der Tat wenig hinzuzufügen sein. Fluchtpunkt sei die Würde des
Menschen (Kindeswohl [als Würde-Proxy im SGB VIII] und die personale Würde
im hohen Alter auch bei Demenz im SGB XI und SGB XII). Macht[166] (verstanden
als die Fähigkeit, die Rolle Dritter zu definieren) und Dialog (als Verständigung
über dieses Rollenspiel[167]) kämen so zusammen.

Im Gespräch wurde die Hypothese überaus deutlich ausformuliert, die Grenzen der innovationsorientierten Beratung lägen im Unternehmensversagen, die
insoweit auch Ausdruck von Marktversagen sind, da es das Renditestreben[168]
„kapitalisierter" Unternehmensphilosophien (zunehmend trans-nationaler Kon-
zerne der Kapitalanlagemodelle) sei[169], das zum Qualitätsdumping anrege. Aber
auch gemeinnützige Unternehmen der Sozialwirtschaft seien hier sehr vulnerabel,
wenn die Unternehmensführung und die Organisationskultur defizitär seien. Dies
wäre aber letztendlich (*idiosynkratisches*) Managementversagen, während es in der
kapitalisierten Ökonomie eine Frage der (*generalisierten*) Systemlogik (man könnte
auch interpretieren: ein nicht nur latenter, sondern manifester DNA-Defekt) sei.
Innovationsorientiertes Beraten sei bei Einrichtungen, die unternehmensphilo-
sophisch (womit der Programmcode als institutioneller Habitus hermeneutisch
gemeint ist[170]) ohnehin schon auf der werteorientierten „Reise" seien, kein gravie-
rendes Problem. Interessant sind da (im Rahmen [am Ende des Gesprächs wurden
auch methodische Fragen einer werteorientierten und somit einer explizit nicht un-

---

166 Becher, 2019.
167 König, 2019.
168 Mit Bezug auf den Finanzsektor kristallisierte sich vor einigen Jahren eine heftige Heu-
    schrecken-Debatte heraus.
169 Schulz-Nieswandt, 2020c; 2020e.
170 Schulz-Nieswandt, 2015b.

politischen Zielfunktionsmessung diskutiert] eines Ampel-Systems der Skalierung) die „gelben" Einrichtungen, die in den „grünen" Bereich aufsteigen, aber eben auch in den „roten" Alarmbereich zurückfallen können. Aber eben in diesem „roten" Segment der Grenzbieter dominiert die Logik der Prüfung der staatlichen Aufsicht, nicht eine egalitäre Partnerschaft „auf Augenhöhe". Das problemzentrierte Deutungsmuster, das sich hier im Interview-Fachgespräch herauskristallisierte, war das einer auf reziproken Respekt basierenden, aber innerhalb dieser gegenseitigen Anerkennung deutlich asymmetrischen Rollenverteilung: Dialogik vor dem Hintergrund legitimer rechtsstaatlicher Herrschaft. Der aus der Theologie bekannte Diskurs „Der Gott der Liebe ist kein lieber Gott", die politiktheoretische Diskussion um „weak" versus „strong state (of democracy)" replizierend, wurde hier analogisch diskutiert.

Exkurs 2   Wahlverwandtschaftstheoretische Parallelen zur Diskurslandschaft des SGB VIII

Parallelen zum vorliegend behandelten Themenfeld und zu den Diskurslandschaften der Kinder- und Jugendhilfe im Lichte der Grundrechtstheorie und Ethik des die Kinder- und Jugendhilfe prägenden[171] Kindeswohls sind, anknüpfend an meine Analysen zur „Sakralität des Kindes",[172] mit Blick in einschlägige Lehr- und Handbücher zum SGB VIII-Feld[173] eindeutig.

Um diesen komparativen Blick zu verstehen, wird man sich methodologisch mit drei Denkmodellen kurz auseinandersetzen müssen: mit der Analogie, der Homologie und der Idee der Wahlverwandtschaft, wie sie auf Goethe zurückgeht. Als Homologie bezeichnet man in der Systematik der Biologie als Disziplin und in der anatomischen Komparatistik die phänotypische Übereinstimmung von Strukturen und Prozessen bzw. Verhaltensmustern verschiedener „Taxa" (Plural von *Taxon*) infolge ihres evolutionären Ursprungs. Eine Analogie[174] ist in der Biologie eine Ähnlichkeit von Struktur bzw. Verhaltensmuster unter-

---

171 Graf, 2014.

172 Schulz-Nieswandt, 2017b: 67 ff..

173 Schröer, Struck & Wolff, 2016; Böllert, 2018; Hansbauer u. a., 2020; Jordan, Maykus & Struckstätte, 2015; Rätz, Schröer & Wolff, 2014.

174 Die Analogie ist relevant für die Kausalitätslogik des Analogismus bzw. der Logik des Analogieschlusses, definiert als Schlussfolgerung aufgrund der Analogie zwischen zwei (A ähnelt B; B hat Eigenschaften von C.; folglich hat auch A diese Eigenschaft von C). In Bezug auf eine Vielzahl der Objektformen ist zu differenzieren zwischen struktureller und funktioneller Analogie.

unterschiedlicher Lebewesen, die stammesgeschichtlich unabhängig von-
einander evolutionär entstanden sind. Ähnliche Merkmale deuten eventuell
(oder zufällig) nur auf ähnliche Funktion hin. Das Gegenteil wird, wie oben
angesprochen, als Homologie bezeichnet. Die Ähnlichkeit von Merkmalen
zwischen verschiedenen Arten unabhängig von Homologie bzw. Analogie
wird als Phänomen der Korrespondenz bezeichnet.

Für unser Problem kann im Vergleich von Kinder- und Jugendsozialpolitik
einerseits und Alterssozialpolitik andererseits von einer Mischung homologer
und analoger Befunde ausgegangen werden. Das *Tertium comparationis* ist in
dem Lebenszyklus verborgen, denn hier liegt eine Logik der Entwicklung vor
(Werden und Wachstum der Person als ein Sein zum Tode als Ausdruck der
Endlichkeit über verschiedene Lebensphasen [Altersklassen] und Statuspassagen
hinweg), die als Dialektik von Entwicklungsaufgaben und Bewältigungsbedarf
den ressourcentheoretischen Lebenslagenansatz des Capability Approach für
jede Phase des Lebens gilt. Ferner sind diese lebensphasenbezogenen Teilgebiete der Sozialpolitik des Lebenslaufes Teil der übergreifenden Genese des
Wohlfahrtsstaates, wenngleich mit Blick auf die international vergleichende
Typusbildung nationaler Regime Politikfeld-Unterschiede (also eine interne
Heterogenität von Regimelogiken einzelner Policy-Sub-Felder der Sozialpolitik)
nicht nur nicht auszuschließen, sondern empirisch evident sind. Die Differenz
von Pauperismus und Proletarität mag hier eine Wurzel der Differenzen sein
wie etwa auch die unterschiedlichen Ursprünge mit Blick auf die genealogische
Rolle von Kommune, Staat, Kirche und Assoziationswesen. Auch transnationale
Austauschprozesse sind mitunter wirksam.

Ich komme nun auf das Modell der „Wahlverwandtschaft" zurück, womit der
Bezug zum Werk von Goethe[175] relevant wird. Der entsprechende Romantitel
von 1809[176] verweist auf Goethes für seinen Bildungsuniversalismus typische
Beschäftigung mit den Naturwissenschaften. Der Begriff der Wahlverwandtschaften ist hierbei der Chemie der damaligen Zeit entnommen. Es geht um einen
chemischen Prozess, wenn zwei chemische Verbindungen zusammentreffen.
Infolge starker Affinität trennen sich die Bestandteile dieser Verbindungen,
um sich mit einem freigesetzten Bestandteile der anderen Verbindung neu zu
verbinden. Es geht also um kombinatorische und elastische Dynamiken von
Bindung, Trennung und Neubindung. Es geht somit, anders formuliert, um

---

175 Kimmerle, 2017; Buschendorf, 1986; Kim, 2002; Hühn, 2011. Vgl. auch mit Blick auf
   den Beitrag von Walter Benjamin: Hühn, Urbich & Steiuner, 2015.
176 Goethe, 1963.

einen modellhaften Übertragungsmechanismus aus der Chemie auf das Feld zwischenmenschlicher Beziehungen.[177] Auch Max Weber[178] sprach in seinen berühmten Studien zu Kapitalismus und Protestantismus von Wahlverwandtschaft. Ähnlich wie hier ist auch der Charisma-Begriff und das Daimon-Verständnis bei Max Weber in Goethes Werk[179] verankert.[180]

Jetzt sind wir besser aufgestellt, um die Wahlverwandtschaften in den leistungs-, vertrags- und ordnungsrechtlichen Feldern von SGB VIII einerseits und SGB XI den „behinderungsrelevanten" Teilen im SGB IX und XII (aktuell im Transformationsgeschehen des BTHG[181] eingebunden) andererseits besser einschätzen zu können.

Die Lebensphase[182] der Kindheit[183] (ebenso wie die der Jugend[184]) wird im Lichte „guter Kindheit"[185] im normativ-rechtlichen Horizont[186] des Kindeswohls[187] zum Thema einer Kinderpolitik[188] (bzw. „Child Care"[189]) als Teil der Sozialpolitik des Wohlfahrtsstaates.[190] Auch problemorientierte Studien verweisen auf die Strukturverwandtschaften:

Das Care-Setting-Spektrum ist ähnlich: Eltern[191] (private Häuslichkeit), Pflegefamilie (Wohngemeinschaften als Familienersatz, „familienanaloger Formen der Hilfe"[192]), Heim[193];

---

177 Adler, 1987.
178 Zu Max Weber und Goethe: Marty, 2019.
179 Geulen u. a., 2014.
180 Jäger, 2012.
181 Weber, 2020.
182 Bühler-Niederberger, 2010.
183 Bühler-Niederberger, 2005; Honig, 2009.
184 Hurrelmann & Quenzel, 2016; Fischer & Lutz, 2015; Luedtke & Wiezorek, 2016.
185 Betz u. a., 2018.
186 Richter, Krappmann & Wapler, 2020.
187 Sutterlüty & Flick, 2017; Wutzler, 2019.
188 Klundt, 2017.
189 Wolf u. a., 2013.
190 Mietrendorff, 2010.
191 Sachße, 2018.
192 Schäfer & Thole, 2018
193 Faltermeier, 2019.

Normalisierungsthemen[194];

Sorgediskurse und Diskurse über Sorgearrangements[195] und Gouvernementalität[196];

Befähigung und investive Hilfen[197];

Fragen von Befähigung versus Ausgrenzung in stationären Kontexten[198];

Kontroversen zu Systemambivalenzen[199], insbesondere zum Spannungsfeld von Fürsorge, Kontrolle, Autonomie und Teilhabe[200];

Diskussionen zur Lebenswelt- und Sozialraumorientierung[201] und Aspekte des freiwilligen Engagements[202];

Probleme kooperativer Infrastruktur[203] sowie Schaffung von „Educational Mix"[204] und Nachfragen zur Rolle der Kommune[205];

Fragen zur Fachkräftesituation[206] und der multiprofessionellen Teamarbeit[207] sowie zum Professionenhabitus[208] und ihrer Praktiken[209] und Fallbearbeitungen[210];

Fragen zur Praxis der Hausbesuche[211];

---

194 Kelle & Nierendorff, 2013.
195 Thole, Retkowski & Schäuble, 2012; Hering & Schröer, 2008.
196 Ntemiris, 2011.
197 Komeptenzteam, 2019;
198 Graßhoff, Paul & Yeshurun, 2015.
199 Kelle & Dahmen, 2020.
200 Bühler-Niederberger, Nierendorff & Lange, 2010.
201 Lenz & Peters, 2020;
202 Schaden, 2019; Eger & Hensen, 2013.
203 Hinken, 2019; Epkenhans-Behr, 2015.
204 Amgold, Muche & Volk, 2013.
205 Lindner & Pletzer, 2017.
206 Averbeck, 2019; Ffriederich & Schneider, 2020.
207 Henn, 2020.
208 Huxoll & Kotthaus, 2012; Thole u. a., 2016; Bischoff, 2017.
209 Schoyerer u. a., 2020.
210 Ackermann, 2017; Büchner, 2018; Dukek, 2016; Matzner, 2018.
211 Urban-Stahl, Albrecht & Lattweinn, 2017.

Fragen zur Diagnostik, zu Klassifikationen und Codierungen des Klientels und der Bedarfe etc.[212];

Fragen zur (aktivierenden[213]) Hilfeplanung[214] u. v. a. m.

Diese Zusammenstellung (mit ausgewählten Literaturbezügen) zeigen die homologen und analogen Strukturen bis in die Terminologie hinein, aber auch mit Blick auf die Morphologie der Sektoren, der dortigen Mechanismen und Funktionszusammenhänge sowie mit Blick auf die Problemanzeigen und Reformdiskurse im Lichte normativ-rechtlicher Regimeentwicklungen. Die Richtung eines wahlverwandtschaftlichen *spill-over* kann sozialpolitik-geschichtlich und insbesondere inklusionsideengeschichtlich rekonstruiert werden. Einerseits ist die Dynamik der „Behindertenhilfe" (Empowerment und Community Care versus Institutionalisierung etc.) historisch der eben wahlverwandten Entwicklung in den „Altenhilfe" zeitlich etwas vorgängig. Ähnliches gilt für die „Selbsthilfebewegung" mit Blick auf § 20h SGB V im Vergleich zu § 45d SGB XI.[215] Andererseits hat die Kinder- und Jugendpolitik im 20. Jahrhundert als „Bewegung vom Kinde aus" zeitlich früher reformpolitische Impulse ausgelöst als die Paradigmen der Altershilfe, die in den Defizittheorien und Disengagement-Modellen ein „cultural lag" (Ogburn) im Pfadabhängig-keitskontext hegemonialer Altersbilder von langer Dauer aufweisen. Auch im SGB VIII-Feld wird die Mitverantwortung von Staats- und Bürokratieversagen in den Einzelfall-Skandalen[216] diskutiert.[217] Vielfach werden in diesem Sinne analog die Ambivalenzen der Praxis der Justiz[218] diskutiert. Es wird demnach gefragt: Wie geht es also der Kinder- und Jugendhilfe?[219]

Zurück aus dem Exkurs. Die Analogie von SGB VIII und SGB XI (bzw. im Feld der Eingliederungshilfe gemäß SGB XII) war auch im Gespräch mit dem Präsidenten der Behörde überaus (im epistemischen Sinne) fruchtbar. Die Präambel der UN-

---

212 Winkelmann, 2020; Gahleitner u. a., 2013; Thieme, 2014.

213 Oelkers, 2007.

214 Schwabe, 2019;

215 Schulz-Nieswandt & Langenhorst, 2015.

216 Biesel, 2011; Biesel & Wolff, 2014; Brandhorst, 2015.

217 Körner & Hörmann, 2019; Biesel u. a., 2019.

218 Münder, 2017.

219 Gadow u. a., 2013.

Grundrechtskonvention der Menschen mit Behinderung betont „the principles proclaimed in the Charter of the United Nations which recognize the inherent dignity and worth and the equal and inalienable rights of all members of the human family as the foundation of freedom, justice and peace in the world". Die Präambel der UN-Grundrechtscharta der Kinder formuliert dies identisch. Vor allem bemerkenswert ist die Formulierung, „that the child, for the full and harmonious development of his or her personality, should grow up in a family environment, in an atmosphere of happiness, love and understanding". Gefördert wird daher nicht nur unmittelbar die Lebenslage der Kinder, sondern gefördert werden die sozialen Kontexte, in denen das Kind mittelbar eingebettet ist: „Convinced that the family, as the fundamental group of society and the natural environment for the growth and well-being of all its members and particularly children, should be afforded the necessary protection and assistance so that it can fully assume its responsibilities within the community." Eine tiefer gehende Hermeneutik beider Präambeln würde ein am Capability Approach ausgerichtetes modernes emanzipatives Naturrechtsdenken offenbaren. Der „Befähigung" der Eltern (auf der Mirkoebene) entspricht der (beratenden) Befähigung der Einrichtungen (auf der Mesoebene). Dennoch und demnach repliziert sich die Wächterfunktion des Staates in der Kindeswohlpolitik analog in der Politik für Menschen mit Hilfe-/Pflegebedürftigkeit und/oder Behinderungen.

Diskutiert wurden im Rahmen des Fachgesprächs, das im Verlauf zunehmend kein Interview mehr war, sondern zu einer explizit interaktiven Praxis der Generierung von Deutungsmustern überging, auch ressourcenökonomische Restriktionen. Hier muss nicht ins Detail gegangen werden. Evident ist, dass dies alles eine Herausforderung für die Personalaufstellung und Personalentwicklung ist.

Deutlich wurde aber mit Blick auf die Frage nach Präventionsstrategien im Rahmen der kulturell erweitert definierten Arbeit der Beratungs- und Prüfbehörden der Aspekt, wie man (z. B. im Kontext von sozialversicherungsrechtlichen [SGB XI], also öffentlich-rechtlichen [SGB XII] Rahmenvereinbarungen) – entgegen eines unkritischen Marktöffnungs-verständnisses der SGB XI-Welt – Innovationsstandards implementieren könnte. Rahmenverträge setzen nun doch die freiwillige Mitwirkung der Leistungsanbieter voraus. Was, wenn die nicht wollen? Deswegen wird man radikaler, also gründlicher denken müssen. Der Sündenfall war die Marktöffnung im Modus des obligatorischen Kontrahierungszwanges. Hier muss der Weg in ein bedingtes Vertragswesen eingeschlagen und gegangen werden. Die Daseinsvorsorgepolitik der Kooperationsgemeinschaft der Kommunen und der öffentlich-rechtlichen Körperschaften der Sozialversicherungen, landesgesetzlich ermächtigt, nehmen im dialogischen Verfahren mit Leistungsanbietern nur unter

Vertrag, was den Standards des gesellschaftlich Erwünschten im Lichte der normativ-rechtlichen Vorgaben der inklusiven Kommune entspricht.

Die Fortentwicklung einer Behörde der Aufsicht zu einer Aufsichtsbehörde, die zugleich eine Inkubatorrolle zur validierten Innovationsförderung spielen könnte, wurde im Gespräch durchaus positiv andiskutiert. Die angesprochenen komplexen Details (etwa mit Blick auf die politische oder kostenorientierte Haltung der Kassen) sollen hier nicht entfaltet werden.

In Hinsicht auf den eingangs angesprochenen Paradigmawechsel in der Aufsichtskultur wurde auch reflektiert, dass dies ferner eine Entwicklungsaufgabe in der öffentlichen Verwaltung sei. Der Begriff der „Entwicklungsaufgabe" verweist hier auf Haltungen und Einstellungen, Rollenverständnisse und Kompetenzen, Arbeitspraktiken und resiliente Umgangsweisen mit neuartigen Belastungen. Auch dies sei ressourcenökonomisch gesehen keine „free lunch"-Veranstaltung.

Insgesamt hatte die „Datenerhebungssituation" einen Fokus (im Sinne eines „Dreh- und Angelpunktes"[220]) in der staatsrechtlichen Problematik des Balanceaktes von Wächterstaat einerseits und Staat als dialogischem Kooperationspartner (als situativ agierendem Krisen-/Problemlöser und strategisch auf kulturelles Change Management abstellendem Entwicklungsinkubator) andererseits.

Hermeneutisch wirkte die Gesprächssituation insgesamt authentisch. Natürlich gingen die Akteure (beidseitig) strategisch nicht unvorbereitet in die „Datenerhebungssituation". Es wurden die Leitfadenfragen ja auch zuvor angefordert. Das ist für ein (politisches) Expertengespräch methodisch auch akzeptabel.

Deutlich wurde eine gewisse Angst vor riskanten einrichtungsinternen Problemen[221], die angesichts der massenmedial vermittelten Öffentlichkeit psychologisch allerdings durchaus gut verständlich ist, also auch eine Angst vor den Skandalen in der Branche bzw. „Szene", die wohl auch strukturell verstehbar sind vor dem Hintergrund moralisch prinzipiell anfälliger Marktlogiken[222], aber oftmals etwas

---

220 Als Angelpunkt oder auch als Drehpunkt wird in der physikalischen Teildisziplin der Mechanik ein feststehender Punkt (definiert als Fix- oder Festpunkt) bezeichnet, um den herum sich ein Festkörper unter Wirkung von Kräften dreht. Beim Betrachten eines Körpers in einem dreidimensionalen Raum lässt sich die Richtung einer Drehbewegung durch eine Rotationsachse mathematisch angeben. Mit der Definition eines Angelpunktes ist die Bewegung auf Rotationen bezogen, deren Rotationsachsen durch genau diesen Punkt verlaufen. Im metaphorischen Sinn wird vom Angelpunkt gesprochen, wenn sich eine persönliche oder gesellschaftliche, politische oder wirtschaftliche Angelegenheit „immer um denselben Punkt" dreht. In diesem Kontext ist die Formulierung „Dreh- und Angelpunkt" im Alltag gebräuchlich.

221 Schulz-Nieswandt, 2020e.

222 Schulz-Nieswandt, 2020a.

mit höchst subjektiven Faktoren zu tun haben, denen die Politik, so lebensweltlich nah sie auch zu sein versucht, kaum mit Blick auf den Erwartungsmodus eines perfekten Kontrollbedürfnisses nachkommen kann.

Anders formuliert: Man wird die Dienstleistungsmärkte, die sich hier personen-zentriert nah an Körper, Geist und Seele des *homo patiens* abspielen, politisch, aus der Sicht des verantwortlichen rechtsstaatlichen Gesetzgebers, nicht perfekt steuern oder gar kontrollieren können. Der Mensch[223] ist abgründig tief und in seinen sozialen Systemen erschreckend devianzfähig. Das ist keine Rechtfertigung für achselzuckende Ignoranz oder fahrlässige Gelassenheit: So sei eben der Mensch. Ja, aber er ist eben auch zum *homo donans* fähig. Deswegen bleibt die Abgründigkeit zu bekämpfen, polizeistaatlich ebenso wie edukativ, deliberativ (eine kontroverse Dimension des Verständnisses moderner Demokratie), diskursiv. Aber die Politik des sozialen Rechtsstaates unterliegt der gleichen *analogia entis*-Idee des Menschen schlechthin: zur Gottähnlichkeit fähig, aber nicht selbst die Idee Gottes seiend. Alles andere wäre Hybris. Das ist anthropologisch zu verstehen und wichtig für die Reflexion der Möglichkeiten von Politik als Praxis des Politischen der mensch-lichen Existenzführung.

---

223 Schulz-Nieswandt, 2019d.

Das allgemeine Modell

8

Ich fasse das Gesamtmodell der Organisationsdiagnostik im Kontext einer inkubatorisch motivierten Kultur staatlicher Beratungs- und Prüfbehörden nochmals abstrakt zusammen.

Das Ampel-System in den Skalierungsdimensionen Grün (Hoch: H), Gelb (Mittel: M) und Rot (Niedrig; N) ist zunächst einmal eine auf Strukturqualitätsindikatoren abstellende Skala (SqS). Dazu gehört das Unterschreiten der gesetzlich definierten Fachkräftequote. Im Rahmen des dialogischen Verfahrens kann der Einrichtung nach Meldung des strukturqualitativen Defizits der experimentelle Freiraum eines Innovationskonzepts zugesprochen werden. Genau solche Experimente begleitet, wie eingangs schon angeführt, ein Team unter meiner Leitung in Kooperation mit Hermann Brandenburg von der PTHV derzeit im Auftrag des Mainzer Ministeriums.[224] Diese Idee setzt eine zweite Skala voraus, die die Einrichtungen mit Blick auf ihre transaktionale Resilienzskalierung (tRS) diagnostiziert. Das dialogische Verfahren (dV) als Ausdruck einer neuen Kultur des Regulationsregimes (RR) der Aufsichtsbehörden des sozialen Rechtsstaates ermöglicht und fördert ein innovatives Risikomanagement (iRM) der Einrichtungen:

$$dV\ (RR) \rightarrow iRM:\ tRS \uparrow\ \rightarrow SqS \uparrow,\ d.\ h.:\ \bullet \rightarrow \blacklozenge.$$

Das nachfolgende Schaubild 2 verdeutlicht das dynamische Geschehen im Sinne von

$$\{\bullet \rightarrow \blacklozenge\}.$$

---

224 Schulz-Nieswandt F, Köstler U & Mann K (2019 ff.) Projekt „Prozessbegleitung von Praxiskonzepten zur Fachkraftquote" im Auftrag des Ministeriums für Soziales, Arbeit, Gesundheit und Demografie (MSAGD) Rheinland-Pfalz. Köln (work in progress).

Schaubild 2   Innovationsdynamik durch die inkubatorische Dialogik

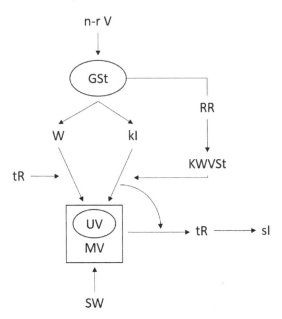

Quelle: eigene Darstellung

Das Modell hat bestimmte Annahmen, die in der sozialen Wirklichkeit gegeben sein müssen:

1. Volatilität der Organisationskultur, also: die Möglichkeit von {N → M → H};
2. Transformationskausalität, also: die Chance auf {tRS → SqS};
3. Handlungsfreiheiten als Optionsräume (OR) der Einrichtungen, also {A + CM + OR → I): Sind Innovationen I möglich, um die Wertestruktur (AgSST: Aktualgenese: Ag; Selbstbestimmung und Selbständigkeit: SS sowie Teilhabe T) auf einem höheren Niveau zu verwirklichen: A bezeichnet die auf Inklusion abstellende Awareness, CH die Fähigkeit zum kulturellen Change Management und OP die regulativen Handlungsspielräume im Markt.
4. OP (RR; MS), wobei MS die (wettbewerbliche) Marktsituation im Rahmen der Gewährleistungsstaatlichkeit bezeichnet.

Das Hauptproblem einer Einrichtung, die gekennzeichnet ist von

$$\{SqS^{\,N/M}; tRM^{\,N/M}\},$$

ist das Myopie-Syndrom: ein nur auf Kurzfristigkeit angelegter Zeithorizont wird zur Blickverengung (Skotomisierung).

Fazit

9

Am 7. Dezember 2018 wurde in Ludwigshafen am Rhein ein Workshop mit den beteiligten vier regionalen Beratungs- und Prüfbehörden durchgeführt. Möglichkeiten einer ersten offenen Aussprache ergaben sich bereits zum Teil am Abend des 6. Dezember 2018. Der Workshop am 7. Dezember wurde von Prof. Klie begleitet. Schulz-Nieswandt nahm eine offene, aktive Beobachtungsrolle ein, gab aber auch einen fachlichen Impuls, indem eine erste Einschätzung aus der Sicht der Evaluationsforschung geboten wurde, sodann eine sozialstaatstheoretisch fundierte sozialpolitische Beurteilung.

Gegenstand der Arbeit war eine Klärung der „Philosophie" des dialogischen Verfahrens, die Interpretation des Verfahrens als Kulturwandel der staatlichen Aufsichtspraxis, der Stand der Umsetzung dieser neuen kulturellen Praktik und sodann Probleme im Alltagsgeschehen sowie die Frage der personellen Ressourcenausstattung. Diese weitgehend auf Strukturqualität abstellende Regulationskultur (oben: $RR \rightarrow SqS$) soll hier nicht – keinesfalls – wie das „Kinde mit dem Bade ausgeschüttet" werden. Aber die strukturkonservative, pfadabhängige Kritik an der Kritik seitens Kritischer Theorie, diese Ordnungsrechtstradition im Sinne von $\{RR \rightarrow SqS\}$ sei als technokratische Herrschaft nicht gegenstandsangemessen und erreiche nicht effektiv die eigentlichen Ziele, greift überaus deutlich zu kurz. Das übliche QM reicht nicht und ist konsumeristisch und somit ORDO-liberal argumentierend: Überlassen wir alles den Märkten und stärken wir den schutzbedürftigen *homo consumens*. Pflege ist als soziale Interaktionsarbeit eben nicht im Sinne eines fordistischen Paradigmas industriell zu standardisieren. Noch problematischer wird es vor allem dann, wenn der organisatorische Technizismus des Fordismus durch die kulturelle Grammatik des Ökonomismus beherrscht wird. An diesem Tag des besagten Workshops wurden Schlüsselfragen zumindest andiskutiert und ebenso auch Schlüsselprobleme benannt. Dazu seien einige Dimensionen benannt.

© Der/die Autor(en), exklusiv lizenziert durch
Springer Fachmedien Wiesbaden GmbH, ein Teil von Springer Nature 2021
F. Schulz-Nieswandt, *Gewährleistungsstaatlichkeit zwischen Wächterfunktion und Innovationsinkubator*, Vallendarer Schriften der Pflegewissenschaft 7,
https://doi.org/10.1007/978-3-658-32916-7_10

9.1 Kulturwandel der Regulierung von Einrichtungen im Markt: Problem mit der Metapher des Nachtwächterstaates

Daten sprechen nicht einfach zu uns. Sie müssen zum Sprechen gebracht werden. Das gilt auch für die Daten qualitativer Studien. Dazu müssen sie auch in einen deutungsrelevanten Diskussionskontext gestellt werden. Dieser Kontext umkreist hier die Frage nach einem erwünschten Kulturwandel der Praktiken der Regulierung der Einrichtungen der stationären Care-Arbeit für Menschen mit Pflegebedürftigkeit und/oder Behinderungen. Die Bedeutung des ganzen Evaluationsauftrages wird erst umfänglich klar, wenn diese Einordnung gelingt. Dies soll Gegenstand des Fazits und des sodann folgenden Ausblicks sein. Zuvor soll das Problem einer neuen Regulationskultur nochmals anders beleuchtet werden, nämlich mit Bezug auf ein recht ambivalentes Phänomen: der Metapher des Nachtwächterstaates.

Von Ferdinand Lassalle ironisch und spöttisch als Kritik des reinen Marktliberalismus im Jahr 1862 eingeführt, drückt der Kampfbegriff des „Nachtwächterstaates" die Forderung nach einem gestaltenden Staat aus, der z. B. die „Kapitalgewährung" für Produktivgenossenschaften zu übernehmen habe. Gemeint ist[225] mit dem Begriff ein Staat, der nur öffentliche Sicherheit und Ordnung auf einem Minimalniveau von Staatätigkeit gewährleistet. Es ist der von Marx so bezeichnete „ideale Gesamtkapitalist", der die Ordnung des possessiven Individualismus garantiert. Das Problem ist, dass der Nachtwächter[226] zwar in der Tat die schlafenden Bürger vor Feuer, Feinden und Dieben zu warnen hatte, aber damit latent fähig war, diese Warnung herrschaftskritisch zu wenden. Und die literarische Verarbeitung, dies war auch Thema in Bezug auf ein Werk in meiner psychoanalytischen Studie zu Heinrich Federer, transformierte den Nachtwächter in der Tat zu einer Narrenfigur, der satirische Kommentare zur Ordnung abgab, an die Wahrheit der Verhältnisse erinnert und die Obrigkeit und die herrschende Klasse kritisiert. Wer ist denn der Dieb im Rahmen der Produktionsweise, die die eigentumsrechtliche Herrschaft der kapitalistischen Produktionsverhältnisse in Kombination mit der Produktivkraftdynamik verknüpft? Was sind denn die – eben endogenen – Gefahren der Bevölkerung? Es sind weder die exogenen Fremden noch die Unpersönlichkeit der Katastrophe eines Feuers; es sind die endogenen Feinde der Humanisierung der Gesellschaft als kulturelle Formung der technischen Zivilisation. Auch Adam Smith wusste einerseits um die Rolle des Staates für öffentliche Güter, andererseits bettete er psychologisch das nachhaltige sozialverträgliche wirtschaftliche Handeln

---

225 Vgl. auch in Schulz-Nieswandt & Greiling, 2019.
226 Casanova, 2007.

in die Sympathie (Empathie) für betroffene Dritte ein, eine Figur der Kant'schen praktischen Philosophie des Sittengesetzes. Im vorliegenden thematischen und problemorientierten Zusammenhang kann der Staat nicht nur verbraucherschutzrechtliche[227] Missbrauchsaufsicht betreiben, sondern er muss als Politik der „staatliche(n) Schutzpflichten gegenüber pflegebedürftigen Menschen"[228] gestaltend intervenieren und im dialogischen Verfahren Problemlösungen über Lernprozesse anstoßen.

9.2 Sozialphilosophische Hintergründe: Dialogik als Grammatik und Anerkennung als Logik der Kultur des sozialen Zusammenlebens

Im Ausschreibungstext des Ministeriums wird bereits der „Geist" angesprochen, in dessen Lichte die Landesgesetzgebung in Bezug auf den Kulturwandel der Pflegepolitik, insgesamt der Demografiepolitik des Landes, geschrieben ist. Das dialogische Verfahren ist im 20. Jahrhundert variationsreich in der philosophischen Strömung des Personalismus fundiert worden und wirkt heute im frühen 21. Jahrhundert in vielfältigen Strömungen fort. Es ist hier nicht der Ort, den gesamten Zusammenhang zu skizzieren. Sehr bekannt, weil auch praxisrelevant, ist das berühmte „dialogische Prinzip" des jüdischen Theologen und Philosophen Martin Buber: Person-Sein bedeutet, ein reifes Individuum mit signifikantem Selbst-Konzept zu sein, aber kulturell eingebettet zu werden im partizipativen Modus des gelingenden sozialen Miteinanders. Personalität ist die Gestalt des Individuums in der Fähigkeit zur Miteinanderverantwortung.

Die soziale Grammatik dieses Miteinanders knüpft sich an die Dialogizität des menschlichen Daseins, also an die gelingende Kommunikation (die nicht immer nur verbal sein muss) als Verständigungspraxis. Wertebezogen geht hier der Subjektcharakter des Menschen und somit sein Autonomiestreben als Ausdruck seiner jemeinigen Identität ein, aber diese Autonomie ist ein Selbst-Konzept, das – teilhabend – angewiesen und verwiesen ist auf das Miteinander als Einbettungszusammenhang des ganzen Geschehens des Wachstums und Werdens (der Metamorphosen) der menschlichen Person. Diese Sicht basiert auf der Idee der gegenseitigen respektvollen Anerkennung. Strukturen sozialer Ungleichheit, Formen der Abhängigkeiten und Mechanismen der Dominanz abbauend, setzt diese Idee zugleich doch auf die Wertschätzung von Differenzen (Diversität), die

---

227 Janning, 2011; Wiebe, 2017; Rick, 2018, Lamla, 2013.
228 Moritz, 2013.

das Fundament lebendiger kreativer Vielfalt darstellen. Auf „Augenhöhe" miteinander die soziale Welt gestalten: Das ist das Motto, das aus dieser philosophischen
Fundierung resultiert. Anerkennung ist eine Kultur des Respekts; Respekt ein Teil
einer Kultur der Würde der Rechtssubjekte.

Die Landespolitik nimmt hierbei Bezug auf die Philosophie von Martha Nussbaum. Diese berühmte und international anerkannte, aber natürlich dennoch
nicht unkontroverse Persönlichkeit hat (in manchen Punkten nicht unähnlich dem
denken von Hannah Arendt) den Theorieentwurf gewagt, antike Philosophie – die
aristotelische Idee der Polis als politisch verfasste Gemeindeordnung des sozialen
Miteinanders – unter den irreversiblen Bedingungen der Moderne (als Epoche
des eigensinnigen Subjekts) zu re-aktualisieren.[229] Soziologisch formuliert: Ist
Vergemeinschaftung unter der Bedingung moderner Vergesellschaftung nicht
nur notwendig, sondern auch möglich? Psychologisch gesprochen: Wie muss die
Formung der Person (*Paideia*[230]) als Sozialisationsgeschehen geordnet sein, damit
der dazu notwendige Sozialcharakter (im Sinne der Sozialpsychologie von Alfred
Adler und Josef Rattner) unter den Bedingungen der Moderne möglich wird?
Solche Überlegungen spielen in den Varianten moderner kritischer Theorie der
Anerkennung als Prinzip der Sozialordnungsbildung eine fundamentale Rolle.

Konkretisiert: Wenn im Rahmen der öffentlichen Regulierung der Versorgungs-
qualität Normwerte verletzt werden, tritt nicht (nur) eine Logik der staatlichen
Autorität im Top-down-Stil der Direktion ein, sondern ein am kreativen Ergebnis
orientierter Dialog der Problemlösungssuche. Diese Suche ist an der pragmatischen
Idee der Akzeptanz funktionaler Äquivalenz orientiert. Es geht letztendlich um
die Gewährleistung der Sicherstellung von Lebensqualität[231] bei gleichzeitiger
Akzeptanz und daher Förderung der Vielfalt der Wege – so auch mit Blick auf die
Fachkräftequote – dorthin. Es handelt sich also um die Implementation eines ganz
neuen politischen Habitus der (unzweifelhaft notwendigen) öffentlichen Regulierung
von Märkten. Damit ist der Übergang zum folgenden Abschnitt gebahnt. Philosophie kann sehr praxisrelevant sein und die Veränderungspraxis sozialstaatlicher
Arbeitskultur betreffen.

---

229 Schulz-Nieswandt, 2018c.
230 Schulz-Nieswandt, 2019d; 2019c.
231 Schulz-Nieswandt. 2020e.

9.3 Neue Kultur der sozialstaatlichen Aufsichtsbehörden

Martha Nussbaum und Amartya Sen haben zusammen den Capabilty-Ansatz (in der Sozialpolitik als Teil der Gesellschaftsgestaltungspolitik) entwickelt und entfaltet. Capability meint eine Politik der Befähigung. Es geht einerseits um eine Befähigung des Subjekts im Sinne der Kompetenzförderung, andererseits geht es um die Gewährleistung von Umwelten der gelingenden Personalisierung im Lebenslauf. Dazu zählt im Kern die Gewährleistung der Sicherstellung der sozialen Infrastrukturen. Person und Umwelt stehen dabei in einer Wechselwirkung (Theorem des sog. Transaktionalismus aus der theoretischen ökologischen Biologie der Organismen und ihren Umwelten[232]).

Vor dem Hintergrund der Forschungsbefunde zum Altern: Die Akteure der Pflegelandschaft und des Wohnens und Förderns der Menschen mit Behinderung müssen befähigt werden, eine auf Inklusion hin positiv skalierte Arbeit zu verwirklichen. Reaktives (zumal obrigkeitsstaatliches) Aufsichtswesen reicht hier zur Sicherstellung nicht hin. Die Akteure – die Einrichtungen und ihre Professionen – müssen zu innovativen Problemlösungskompetenzen entwickelt werden. Das ist ein edukativer Auftrag. Um nicht falsch verstanden zu werden: Im Worst Case reagiert der soziale Rechtsstaat mit seinem Monopol auf legitime physische Gewalt.[233] Das kennen wir analog auch aus der am Kindeswohl ausgerichteten Politik der Kinder- und Jugendhilfe im Lichte des UN-Völkerrechts.[234]

Wir halten den Weg in eine Philosophie (Geist der Gesetze) im Sinne des dialogischen Verfahrens für einen zivilisatorischen Kultursprung – keinen Quantensprung[235], denn der ist ein mathematisch denkbar kleiner Sprung – in der Sozialstaatskultur. Dieser Weg in die neue Praxis und in die Praxis dieser neuen Praxis ist nicht trivial (sondern mit Blick auf die kulturelle Grammatik des Geschehens auch

---

232 Dazu auch in Schulz-Nieswandt, 2020e.

233 Vgl. auch Hölbling, 2010.

234 Wutzler, 2019; Ackermann, 2017.

235 Als *Quantensprung* bezeichnet man in der Alltagssprache des 21. Jahrhunderts einen Fortschritt, der eine Entwicklung innerhalb kürzester Zeit ein sehr großes Stück voranbringt. Dies widerspricht der ursprünglichen physikalischen Bedeutung. Daher gilt Quantensprung als sogenanntes Januswort. In der Fachliteratur wurde dieser Begriff allmählich durch das dem Wort *Übergang* entsprechende Wort *transition* ersetzt. Verglichen mit Vorgängen des alltäglichen Lebens ist nämlich ein physikalischer Quantensprung wegen seiner nur sehr geringfügigen Auswirkungen äußerst schwer zu beobachten..

in psychodynamischer[236] Sicht eher kompliziert), bedarf des Mutes, der Phantasie, der Geduld und eines langen Atems, ist aber alternativlos.

9.4   Ressourcen: Personalentwicklung als Schlüsselfrage

Im Projekt wurde ein chronisches Thema überaus deutlich: Das dialogische Verfahren bedarf der angemessenen Ressourcenausstattung.[237] Das ist eine Frage der professionellen Aufstellung. Diese Frage ist nicht neu z. B. mit Blick auf die Geschichte der Gewerbeaufsicht.[238]

Eine preiswerte Lösung ist dieser Paradigmenwandel der Sozialstaatskultur offensichtlich nicht. Um Billigkeit kann es einer Sozialökonomie der Kosten-Effektivität[239] auch gar nicht gehen. Kosten-Effektivität bezeichnet unter der formalen Voraussetzung der produktionstechnischen Effizienz (dem Minimax-Prinzip folgend) die Maximierung der Outcomes, welche die gesellschaftlich definierten Ziele des politisch Gewollten verkörpern. Formal muss das hier nicht entfaltet werden. Eine Leistung kann teurer werden und dennoch mit Blick auf die Kosteneffektivität optimiert sein. Mit einer nur auf Inputkosten abstellenden Kostenreduktion hat eine sozialwohlfahrtstheoretisch fundierte Sozialökonomik, anders als im Fall einer enggeführten Wirtschaftlichkeitsideologie, nichts zu tun. Eine schlichte Hauswirtschaftslehre kann argumentieren, man habe eben kein Geld. Letztendlich ist in der Sozialpolitik als Teil der Gesellschaftspolitik die Problemlage ganz anders: Es ist die Frage nach dem politisch Gewollten als Ausdruck der Gemeinwohlorientierung zu fragen: Welche Ziele will die politisch verfasste Gesellschaft erreichen? Wenn diese Frage geklärt ist, stellt sich die Frage nach dem Preis und somit nach der gesellschaftlichen Zahlungsbereitschaft.

Ein Paradigmenwandel der Sozialstaatskultur ist ein Kulturwandel der sozialen Praktiken, der seinen Preis hat. Wenn man den Wandel möchte, muss man auch zahlungsbereit sein. Wenn man den Wandel nicht möchte, erübrigt sich die Frage nach dem Preis. Dann bleibt alles beim billigen alten *Status quo*. Sozialer Fortschritt sieht jedoch anders aus. Dieser ist ohne Mut zur sozialen Phantasie nicht zu haben.

---

236 Zur psychoanalytischen Dimension des Verstehens der Transformationen: Schulz-Nieswandt, 2019c, 2019d; 2020d; 2020e.
237 Schulz-Nieswandt, 2015d.
238 Karl, 1993.
239 Schulz-Nieswandt, 2016c.

Von der Aufsichtsbehörde zum Innovationsinkubator

10

Diese Frage ergibt sich auch im Kontext eines jüngst begonnenen Begleitprojekts im Land Rheinland-Pfalz, in dem das Kölner Team Einrichtungen über drei Jahre begleiten soll, die Innovationsideen vorgelegt haben, wie sie auf den strukturellen Fachkräftemangel reagieren, um die Qualität der Versorgung z. b. auch auf der Grundlage anderer Personalmixideen zu stabilisieren oder gar zu steigern. Damit ist es eben kein Gesetz, das angeblich einfach nur Betten leer stehen lässt. Die Idee, dass im Zuge der Praxis des dialogischen Verfahrens die Beratungs- und Prüfbehörden infolge ihrer Arbeit quasi oder gar explizit zum Inkubator für Innovationen der stationären Einrichtungen werden könnten, resultiert bereits aus dem vorliegenden Projekt. Dabei mag die aktuelle und sicherlich noch länger anhaltende Situation des Fachkräftemangels allerdings nur der Ausgangspunkt gewesen sein. Es geht um ein weites Feld von Innovationen im sozialen Feld. Dazu gehört auch die Perspektive der sozialraumorientierten Öffnung der Heimstrukturen.

Der strukturkonservative Diskurs muss sprachstrategisch de-konstruiert werden: Leerstehende Betten – diese Sprache der strukturkonservativen Kritik, beschäftigt man sich mit ihr näher im Rahmen einer hermeneutischen Analyse im Kontext sozio-linguistisch[240] fundierter Analyse der strategischen Praktiken der Sprechakte – machen (im Lichte von „Say's law of hospital beds" als Variation des Theorems der angebotsinduzierten Nachfrage) die marktinteressengetriebene Verkürzung des Blicks auf die Frage deutlich, was eigentlich *gutes Leben* in einer Einrichtung ist. Ferner: Wirtschaft ohne „Erträge" – das Wort „Ertrag" stellt eine Metapher aus der landwirtschaftlich fundierten Fruchtbarkeitsphilosophie dar – funktioniert nicht. Aber wenn das Erträge-Denken in Profit-Streben umkippt, neigt das substanzielle Wirtschaften zum Verfall.[241] Bezieht man die ökonomische Kategorie des Ertrages

---

240 Hymes, 1979.

241 Schulz-Nieswandt, 2020a.

auf die religionswissenschaftlich und theologisch fassbare Kategorie der Ernte, so wandeln sich die Wertigkeiten. Die „Ernte"[242] geht als Metapher bis auf alt-jüdische Vorstellungen zur Eschatologie zurück und hat dergestalt auch das neutestamentliche Denke geprägt. In der Kritischen Theorie[243] und in der modernen politischen Theologie[244] der Hoffnung[245] spielt dieses metaphorische Denken eine konstitutive Rolle. Als nochmals: Betten werden gefüllt. Natürlich besteht wachsender Bedarf seitens der bedürftigen Menschen (weil die sozialraumbildende Entwicklung alternativer Wohnformen zwischen isoliertem Privathaushalt und klassischem Heim unterentwickelt ist). Insofern sind ungenutzte Betten auf den ersten Blick kontraintuitiv. Aber im Kern geht es ja um die Sicherstellung normativ-rechtlich codierter Qualität des Wohnens und des dortigen guten Lebens[246] unter der Bedingung von Care- und Cure-Bedarf. D. h. auch: Betten dürfen gerade nicht belegt werden, wenn die Qualität der Versorgungssicherstellung gefährdet ist. Die Rede von den leeren Betten ist reine Marktrhetorik angesichts der empirischen Befunde, wonach Unterauslastung die Rendite gefährdet. Mit Blick auf die Studien über die komplexen Konstellationen der Determinanten des Fachkräftemangels – die Literatur ist Legende d. h.– müssen sich die Marktunternehmen selbstkritisch fragen, welchen Anteil daran sie selbst im Lichte schlechter Führung, problematischer Organisationskultur und defizitärem unternehmerischen Demografiemanagement[247] als Teil des Human Ressource Managements haben. Unternehmen verletzen die Fürsorgepflicht gegenüber ihren Mitarbeiter*innen im Rahmen des Reziprozitätsprinzips (in der Theorie des Arbeitsrechts) angesichts der kehrseitigen Pflicht der Arbeitnehmer*innen zur guten Arbeitsleistung.[248] Selbst wenn man diese Fürsorgepflicht vertragsökonomisch als teilweise überholt versteht, bleibt die aus allgemeiner Ethik über die Wirtschaftsethik zur Unternehmensethik konkretisierbare moralische Herausforderung bestehen. Es fehlt also an Haltung angesichts der Unternehmensführung.

Mit dieser Handlungsrichtung wird erneut deutlich, wie offen und kreativ die Pflegepolitik des Landes ist. Nicht das LWTG produziert die Probleme, sondern reagiert – entgegen nur defizitär reflektierter Kritik an dieser Politik des Landes –

242 Riede, 2015; Gemünden, 1993.

243 Layer, 2019.

244 Schulz-Nieswandt, 2018c.

245 vgl. z. B. Rüschenschmidt, 2019.

246 Schulz-Nieswandt, 2020e.

247 Schulz-Nieswandt, 2015d.

248 Kock & Kutzner, 2014.

auf die Gefahren des Qualitätsdumpings als Form des Marktversagens[249]. Entfaltet wird – nochmals anders als das Verständnis marktoptimierender Wirtschaftsaufsicht in anderen Branchen – eine Variante einer achtsamen verantwortungsethischen Deutung von *politics against markets*.[250] Pflegepolitik handelt nicht entgegen der Logik der Marktwirtschaft. Es ist aber kein Markt wie jeder andere, sondern es sind Quasi-Märkte, da sie auf der Idee der Solidargemeinschaft vor dem Hintergrund der personalen Würde beruhen. In diesem Lichte kann der soziale Gewährleistungsstaat kein *weak state* sein, sonst käme es zum Bündnis von Marktversagen und, *uno actu*, Staatsversagen.

Dieser ganze Themenkreis[251] kann und soll hier nur angedeutet werden. Die Perspektive verdient unbedingt die dazu notwendige Aufmerksamkeit. Zuvor müsste die vorgängige Frage gelöst werden, wie eine Innovationsskalierung entwickelt wird: Wann (warum und wie und inwieweit) ist eine Innovation innovativ? Eine solche indikatorgestützte Innovationsskala (die bis zu einem Index methodisch entwickelt werden könnte) dürfte implizit eine Inklusionsskala sein, denn jede Messkonzeption muss letztendlich, erste Vorarbeiten (zur inklusiven Schule oder zum Wohnen von Menschen mit Behinderungen) liegen vor, werteorientiert sein und (mit Blick auf die Grundrechte der Rechtssubjekte) ihren normativen Fluchtpunkt in den rechtsphilosophischen Eckpunkten der Selbstbestimmung, der Selbstständigkeit und der partizipativen Teilhabechancen haben.

Fragen, die sich infolge einer positiven Hinwendung zu dieser Inkubator-Rollen-Idee herauskristallisieren, betreffen sodann natürlich die Personalausstattung, das Qualifikationsspektrum dieser Personalaufstellung, aber immer vor dem motivierenden Hintergrund einer explizit von der politischen Führung gewollten Haltung. Diese Haltung der auf eine neue Kulturentwicklung der Pflege abstellenden Politik des gesellschaftlich Gewollten ist eine der hinreichenden Bedingungen für eine Transformation, die den Namen eines Gestaltqualitätswandels substanziell verdient.

Die Ökonomisierung[252] mit Blick auf eine Steigerung der Kosteneffektivität wurde und wird oftmals als Kommerzialisierung[253] falsch verstanden[254]. Die Kritik muss sich vielmehr gegen die Kapitalisierung richten. Pflege im Kontext eines guten Lebens ist, das wird sich am Ende des Tages, wie es Hegel in seiner Vorrede zur Philosophie des Rechts als *Flug der Eule der Minerva* nur anders bezeichnete, als

---

249 Schulz-Nieswandt, 2020e; 2020c.
250 Schulz-Nieswandt & Greiling, 2019.
251 Schulz-Nieswandt, 200c; 2020e.
252 Graf, 2019.
253 Koslowski & Kettner, 2012.
254 Schulz-Nieswandt, 2018e.

nicht vereinbar mit trans-nationalen Investmentökonomiken der 15 %-Rendite-Bestrebungen erweisen.

Exkurs 3   Kommerzialisierung und die Kommodifizierung der Pflege

Patel & Jason[255] zählen die Pflege zu den Feldern der Entwertung durch die Konstitution des Warencharakters (Prozess der Kommodifzierung). Diese Debatte wird breit auch in der Medizin („Ware Gesundheit"[256]) ausgetragen. Und auch die Universität[257] hat sich anstecken lassen von dieser Pandemie. Die Literatur dazu ist Legende, doch will ich mich hier auf die Quellen zum Pflegediskurs beschränken.

„Kapitalismus als Kultur", „Kapitalismus und Sozialcharakter", „mentaler Kapitalismus" etc. sind analytische Näherungskonzepte zum Verständnis des „Kapitalismus als Lebensform"[258]. Karl Marx sprach ja vom Fetischismus der Warenökonomie und ihren theologischen Mucken, Walter Benjamin später vom Kapitalismus als Religion, heute hat dieses System numinosen Charakter[259] und wird mittels Variationen der Warenästhetik[260] diskutiert.

Wenn die Waren als Marken bereits eine Poetik[261] aufweisen sollten, dann benötigen wir in der Tat eine kapitalismuskritische Gegenpoetik der wissenschaftlichen Analyse. Dazu gehören auch Metaphernkontroversen wie die zum Heuschreckenkapitalismus[262].[263] Die Geschichten der Selbstinszenierung des kapitalistischen Geistes der Gesellschaft und ihrer kollektiv geteilten Mentalität bedürfen der psychoanalytischen Dechiffrierung und Neuerzählung durch eine Kritische Theorie. Kommen wir zurück aus dem kleinen Exkurs.

---

255 Patel & Jason, 2018.
256 Unschuld, 2014.
257 Geßler, 2016.
258 Sachweh & Münnich, 2017.
259 Drügh & Weyand, 2011.
260 Huag, 2009; Böhme, 2016.
261 Weyand, 2013.
262 Z. B. Rügemer, 2011.
263 Potempa, 2017.

Mit diesen abschließenden Überlegungen betritt die vorliegende Studie aber ein Terrain, das die Forschungsfragestellung des Auftraggebers einerseits überschreitet. Die transgressive Dynamik resultiert jedoch andererseits endogen aus der eigentlichen Forschungsfragestellung: Wie sichern wir, dass die Würde gewürdigt wird? Die vorliegende Studie ist eine Zwischenevaluation. Mehr nicht. Das Gesetz und sein Verordnungswesen sind noch nicht lange wirksam. Kulturwandel braucht Zeit. In der Zeit benötigt der Wandel vor allem Mut, Phantasie, Empathie, Ausdauer (einen langen Atem), Offenheit, Reflexion und Lernfähigkeit.

Nichts ist in und mit der vorliegenden Evaluation „bewiesen". Solche naiven Wissenschafts-Wahrheits-Verständnisse sind hier fehl am Platze. Aber die Modernität des Paradigmenwechsels konnte plausibilisiert werden: Es ist wohl der richtige Weg. Aus der berechtigten Angst vor dem Marktversagen[264] darf nicht nur eine obrigkeitliche Aufsichtspraxis resultieren, sondern eine auf Innovation angelegte Veränderungspraxis. Vertrauen[265] ist gut, Kontrolle ist besser? Jenseits der Naivität (angesichts des Kontrollbedarfs) ist auf Kreativität als Magma der Problemlösung zu setzen. Die Welt ist nicht zu verwalten, sie ist zu gestalten. Es geht nicht um Statik, sondern um verantwortbare Dynamik in die bessere Zukunft.

So speziell das Thema wirken mag, es ist von allgemeiner Signifikanz: Das Thema ist Ausdruck eines paradigmatisch anmutenden Wandels der Kultur des sozialen Gewährleistungsstaates mit Blick auf die effektive Regulierung von Märkten. Mit dem dialogischen Prinzip bestehen Möglichkeiten, Wege zu öffnen zur sozialen Überforderung von Marktdynamiken im Sinne kultureller Einbettungen, die die drohende Kapitalisierung blockieren und helfen mag, den Pfad in eine effiziente Moralökonomik der Sorgearbeit zu bahnen. Aber dieser Weg braucht Zeit, Geduld, Kompetenz und Qualifizierung, Ressourcen – vor allem Haltung. Politik bedarf hier eines nachhaltigen kohärenten Charakters, sozusagen die Erbschaft eines Malu-Dreyer-Kontinuitäts-Effekts.

---

264 Schulz-Nieswandt, 2010a.
265 Abdelhamid, 2018.

Die Aktualität der Idee der Innovationsinkubation im Lichte der Corona-Erfahrungen

11

Die weiter oben bereits skizzierte These[266], unter Corona-Bedingungen käme es zur „hyperbolischen Eskalation der entnormalisierenden Hygieneregime"[267] und der Kasernierung vieler älterer und alter Menschen in den Pflegeheimen, die ich für das KDA entfaltet habe[268] und deren weitere Ausarbeitung in Vorbereitung ist[269], erweist sich vor dem Hintergrund der kritischen Sektoranalyse der Langzeitpflege[270] als Vertiefung des Markt- und Unternehmensversagens. Die Corona-Krise hat nochmals, eskalierend, gezeigt, wie ausgeprägt der Bedarf einer fundamentalen Systemreform ist. Die Grundrechtsverletzungen sind Ausdruck eines Markt- und Unternehmensversagens. Die Unternehmen versagen im Sinne einer verfehlten Unternehmensphilosophie. Es fehlt – oftmals auch bei gemeinnützigen Unternehmen – an dem unternehmensstrategischen Willen zur Umsetzung der normativen Orientierung an der Dominanz des Sachzielprinzips, wie es teleologisch prägend ist für die Gemeinwirtschaft.[271] Sofern dies dem externen Kontexteffekt eines Qualitätsdumpingdrucks des Marktwettbewerbs geschuldet ist, liegt auch ein Marktversagen vor. Der Marktwettbewerb ist nicht in der Lage, für die notwendigen Anreize für eine humane Versorgung zu sorgen. Im Markt dominiert das Renditedenken, weil die For-Profit-Unternehmen die Chancen der Wettbewerbsfähigkeit gemeinnütziger Unternehmenslogik erodieren.

Es handelt sich hierbei nicht um ein rein ökonomisches Problem. Die Theorie des Versagens von Unternehmen im Marktkontext ist im Rekurs auf die üblichen

---

266 Schulz-Nieswandt, 2020j; 2020l.
267 Schulz-Nieswandt, 2020e; KDA, 2019.
268 Schulz-Nieswandt, 2020f.
269 Schulz-Nieswandt, 2020h.
270 Schulz-Nieswandt, 2020a: 2020c.
271 Schulz-Nieswandt, 2020k.

© Der/die Autor(en), exklusiv lizenziert durch
Springer Fachmedien Wiesbaden GmbH, ein Teil von Springer Nature 2021
F. Schulz-Nieswandt, *Gewährleistungsstaatlichkeit zwischen Wächterfunktion und Innovationsinkubator*, Vallendarer Schriften der Pflegewissenschaft 7,
https://doi.org/10.1007/978-3-658-32916-7_12

neoklassischen Theoreme der Ökonomie nicht hinreichend zu begreifen, wenn
diese nicht kulturwissenschaftlich rekonstruiert werden. Es gibt kein Marktversagen allokativer und distributiver Art, wenn nicht politische Definitionen der
gesellschaftlich erwünschten Marktergebnisse als Skalierungsbezug eingebacht
werden. Öffentliche Güter sind politische Güter, weil es um gesellschaftspolitisch
und somit öffentlich relevante Externalitäten geht. Technisch ist alles marktfähig.
Auch das Myopieproblem in der intergenerationellen Nachhaltigkeitsdebatte ist als
Externalitätsproblem wie alle negativen Externalitäten in anderen Themenkontexten
ein ethisches Problem, weil Pareto-Rawls-Lösungen in der Allokationspolitik in
der Struktur dem Sittengesetz von Kant (in Art. 2 GG) vor dem Hintergrund des
ebenso Kant'schen Art. 1 GG analog sind. Die Relevanz ist nun aber eine Resultante
normativer sozialer Diskurse. Das gilt gerade für meritorische Diskurse. Es liegt
somit ein wirtschaftskulturelles Problem vor. Kapitalismus ist längst ein kollektiv
geteiltes mentales bzw. sozialcharakterliches Problem geworden: Das System ist
als kognitiver Kapitalismus längst atmosphärisch zu einer ästhetischen Ordnung
geworden, eine hässliche Ordnung des schönen, die sich tief in die Subjekte, in die
sozialen Praktiken, in die Institutionen eingeschrieben hat. „Im Spinnennetz des
Kapitalismus" – in der Mitte des Labyrinths ein Minotaurus – gefangen zu sein,
ist ein psychoanalytisch verstehbarer Prozess der Sozialisation als Inskriptionen in
die psychischen Arbeitsapparate geworden. Es fehlt dem System eine alternative,
am Ordnungsprinzip der Gemeinwirtschaft und an der Idee des Gemeinwohls
orientierte kulturelle Einbettung als Versittlichung des Wirtschaftens, was einer
alternativen *Paideia* entsprechen würde.

Diese Perspektive radikaler Kritischer Theorie soll hier zum Abschluss nur
deutlich benannt werden. An anderer Stelle[272] wird dieser Blick im Rahmen einer
radikalen Reformperspektive der Kommunalisierung der Pflegepolitik als Gesellschaftspolitik entfaltet werden. Die Corona-Krise hat gezeigt, dass die marktöko-
nomische Logik des Sektors, die dem personalen Menschenbild der normativ-
rechtlichen Rechtsregime nicht gerecht wird, längst zur dispositiven „Kultur" der
Einrichtungen im Sinne von gouvernementalen Ordnungen sozialer Praktiken und
kognitiver Modelle habitueller Art geworden ist. So wie Kritische Theorie immer
wusste, dass eine Kritik der politischen Ökonomie ohne Psychoanalyse nicht möglich ist, so wird die Wirtschaftsordnungsdebatte zum edukativen Kulturkampf.

---

272 Schulz-Nieswandt, Köstler & Mann, 2020.

Schluss

Worum ging es in der vorliegenden Abhandlung? Auf der Basis einer qualitativen Evaluation der Arbeitskultur und ihrer Philosophie der Beratungs- und Prüfbehörden im Rahmen des Verordnungswesens des Wohn- und Teilhabegesetzes des Landes Rheinland-Pfalz wird eine Meta-Reflexion vorgelegt. Diese Reflexion wird in Bezug auf die Methodologie narrativer Sozialforschung, in Bezug auf die normativ-rechtlichen Bezugssysteme der werteorientierten Skalierung der empirischen Befunde sowie in Bezug auf die Beurteilung des Gestaltwandels des Gewährleistungsstaates vorgenommen. Der Gewährleistungsstaat wird in seinem Wandel von der aufsichtsrechtlichen Wächterfunktion zur markt- und unternehmenskritischen Befähigungspolitik auf der Grundlage dialogischer Formen der Innovationsentwicklung in stationären Wohneinrichtungen der Langzeitpflege im Alter und für Menschen mit Behinderungen diskutiert. Die interdisziplinäre Arbeit ist ein Beitrag zur Sozialstaats- und Sozialpolitik- sowie zur Daseinsvorsorgeforschung im Kontext der Probleme der regulierten Marktwirtschaft im Lichte der zunehmenden Kapitalisierung. Sie legt auch Wert auf einige psychoanalytische Betrachtungen dieser sozialen Entwicklungslernprozesse.

Am Ende will ich nochmals auf die Staatsidee und ihre existenzielle Erfahrung zu sprechen kommen. Ich habe die Wächterfunktion vor allem in Bezug auf Markt- und Unternehmensversagen bezogen in einem sozialen Feld, wo es um die Vermeidung von Menschenrechtsverletzungen geht. Die „heiligen" Grundlagen des säkularen Rechtsstaates sind zentriert um die Sakralität der Person, die in der Idee vom Kindeswohl ebenso zum Ausdruck kommt wie in den Grundrechten des älteren und alten Menschen. Die Autorität des Staates hat diese vorgängige, axiomatische heilige Idee der Personalität des Menschen zu gewährleisten. Der Staat ist somit Wächter der Tempelordnung, die die Grundlage für das zivilisierte Miteinander der Menschen darstellt. Insbesondere die sakral anmutende Sprache der Präambeln der UN-Grundrechtskonventionen, aber auch die Präambel des EUV deuten im Zuge einer aktualisierenden Erinnerungskultur kollektiven Gedächtnisses der Menschheit an, dass diese staatliche Tempelwächterfunktion auf den sakralen Ursprung der staatlichen Autorität selbst verweist. Der säkulare soziale Rechtsstaat hat, eine Formulierung von Derrida[273] aufgreifend, mit Blick auf seine „Gesetzeskraft" einen „mystischen Grund der Autorität": die heilige Ordnung der Menschenwürde. Aber dieser mystische Grund der staatlichen Autorität geht auf den sakralköniglichen Mythos des großen Delegationsakts zurück, wonach die staatliche Autorität von Gott stammt. Die europäischen Wurzeln im altorientalischen Kontext des Alten Testaments werden hier deutlich. Säkularisierung bedeutet nun, dass diese Ur-Gabe Gottes im Zuge der Aufklärung und ihrer nochmaligen Nichtung bei Nietzsche verloren gegangen ist, nicht aber das Erbe des Ursprungsaktes[274]: die personale Würde des Menschen. Diese Ursprungsgeschichte wird im säkularen Zeitalter verdrängt[275], die göttliche Metaphysik der Macht wurde ja ermordet und eine Schuld hinterlassen, die es nun im Management des säkularen sozialen Rechtsstaats zu bewältigen gilt. In diesem Kontext wird der Staat zum Über-Ich-Vater[276] auch des modernen Menschen, der seine tiefen archaischen Verwurzelungen nicht endgültig abstreifen kann. Der Gott der Liebe ist nun der sorgende Staat geworden, der zum Gärtner der heiligen Ordnung der Personalität wird, als Richter (der Rechtsordnung), als Erzieher (des Bildungs- und Erziehungswesens und der edukativen Praktiken), als Arzt (der helfenden Sozialpolitik), also Hirte seiner Herde – die berühmte Metapher altorientalischer und auch die europäische Christologie prägende Ideologie des Sakralkönigtums der Hochreligionen – sein soll. Der Staat[277] rahmt und ordnet mit seiner normativ-rechtlichen Infrastruktur und seinen edukativen Einschreibungen der Gesellschaft eine gesellschaftliche Bühne, in der die Individuen ihren Raum (ihren Platz im Leben) und ihre Rollenidentität finden können. Damit schreibt der Staat einen Text, der wie ein Drehbuch funktioniert und das Spiel des sozialen Dramas des Lebens ermöglicht. Nur noch in der archetypischen Tiefe des Unbewussten mag noch die Erinnerung an die Sakralität des Staates als Tempelwächter der Sakralität der Idee der Personalisierung als Telos der Weltgeschichte lebendig sein, wenn man dieses verborgene Archivwissen dem lebendigen Dasein noch zurechnen mag. Im Tanz[278] ist eben nicht mehr jene religiöse Erfahrung einer Autorität zu spüren, die dem Tanz[279] die Kraft der Transzendenz – Karl Marx sprach davon, man müsse

---

273 Derrida, 1991.
274 Otto, 2002.
275 Legendre, 2012b.
276 Legendre, 2016.
277 Legendre, 2012a.
278 Legendre, 2014.
279 Otto,1956; Vietta, 1938. Vgl. auch in Schulz-Nieswandt, 2020m.

(das ist eine Definition von Dialektik) den Dingen ihre eigene Melodie vorspielen und somit die Verhältnisse zum Tanzen bringen – gibt, den Körper zum Schweben bringt und Geist und Seele ekstatisch zur Transgression treiben mag und an den dionysischen Taumel und an die bacchantischen Trunkenheit erinnernd anknüpft.

Vor diesem genealogischen Hintergrund und seiner Entschlüsselung durch eine psychoanalytische Kulturgeschichte wird das Thema nochmals anders verständlich. Das dialogische Verfahren demokratisiert und humanisiert die verborgene archaische Tiefenstruktur der staatlichen Autorität, die (um an die religionsphänomenologische Theoriebildung anzuknüpfen) *numinos* ist: Sie fasziniert und erschreckt zugleich. Wie der Staat die Marktgesellschaft zu zivilisieren versucht, so muss auch der Staat zivilisiert werden. Das dialogische Prinzip ist hier deshalb passend, weil auch die Idee der Person in der personalistischen Anthropologie, Ethik und Pädagogik dialogisch orientiert ist. Insofern gehe ich – ganz anders als die Staatsauffassungen von Michel Foucault und Giorgio Agamben, zu deren genealogischen Forschungen zur „Fabrikation des abendländischen Menschen"[280] das Werk von Pierre Legendre einige fruchtbare Schnittflächen, aber eben auch Differenzen aufweist – von einer Staatslehre aus, in der der Rechtsstaat immer noch die Aufgabe hat, die Dynamik der bürgerlichen Gesellschaft zu ordnen. Bezugspunkt ist aber das Heil der Person, womit ich den archäologischen Befund der Einbettung der Rechtsgeschichte in die „eurasische" Religionsgeschichte akzeptiere. Die evolutive Kraft Europas, das auch geographisch nicht hinreichend fassbar ist, beruht eben nicht auf einer Reinheitskultur, sondern auf einem produktiven Synkretismus.

---

280 Legendre, 2004; Hackbarth, 2014; Vismann, 2001.

Ausblick: Die große Alternative zur stationären „Altenpolitik"

Die These ist: Die Zukunft moderner Gesellschaft des Globalität und Dynamik liegt in der Aufwertung der lokalen Lebenswelt vernetzter Sorgegemeinschaften. Die These[281] soll in mehreren Schritten hergeleitet, begründet, entfaltet und zunehmend konkretisiert werden, soll aber gesellschaftstheoretisch und gesellschaftspolitisch mit Blick auf Gestaltungsfragen der Zukunft eingebettet werden.

a)   Erster Schritt: Menschenbild und Recht

„Würde": Unsere Gesellschaft, übereinstimmend mit dem Völkerrecht und den Grundrechten der Unionsbürgerschaft der EU, wurzelt in der naturrechtlichen Idee der Würde des Art. 1 GG. Diese Würde ist der Kern unseres Verständnisses vom Person-Sein des Menschen.

„Freiheit als Selbstbestimmung": Diese Personalität definiert sich im Kern über die Freiheit der Selbstbestimmung (Art. 2 GG), dabei aber die sittliche Rücksichtnahme auf das gleiche Grundrecht der Mitmenschen umfassend. Es handelt sich also um eine bedingte Freiheit. Freiheit gibt es immer nur im gelingenden sozialen Miteinander.

„Freiheit als Selbstständigkeit": Wenn und soweit möglich, soll sich die Selbstbestimmung in der Form der Selbstständigkeit als Sorge in Selbsthilfe vollziehen.

„Teilhabe": Freiheit durch Partizipation (im Übergang des Privaten zum öffentlichen Raum): Freiheit in Form gelingendes sozialen Miteinanders verweist auf den

---

281 Dazu Schulz-Nieswandt F, 2020f.

partizipativen Charakter selbstständiger (→ Können) Selbstbestimmung (→ Wollen): Das Grundrecht auf Teilhabe knüpft die Freiheit an ein System von Geben und Nehmen, der Möglichkeit, Rollen zu spielen, Verantwortung zu übernehmen, schöpferisch zu sein (Prinzip der „Generativität") und dazu gefragt zu sein (Vermeidung sozialer Ausgrenzung als „sozialer Tod").

Zwischenfazit: Der Mensch ist ein Netzwerkwesen. Gelingt ihm dies, personalisiert er sich im obigen Sinne; er kann daran aber auch scheitern.

„Soziale Gerechtigkeit": Vor dem Hintergrund der Sozialstaatsklausel des Art. 20 GG i.V.m. Art. 3 (3) EUV knüpft § 1 SGB I die Freiheit an soziale Gerechtigkeit.

„Gewährleistungsstaat": Die Verfassung des GG ermächtigt die Länder, die Kommunen (kreisfreie Städte sowie Landkreise mit ihren Untergliederungen) als Gewährleistungskommunen im Sinne des § 20 GG, die Daseinsvorsorge, europarechtlich bestätigt, sicherzustellen (vgl. z. B. § 71 SGB XII).

Schlussfolgerung: Die Zukunft liegt weiterhin in der Erfüllung dieser normativ-rechtlichen Vorgaben: Sicherstellung von Leistungen von Einrichtungen und Diensten als soziale Infrastruktur im Raum (Art. 72 GG zur „Gleichwertigkeit der Lebensverhältnisse") im Sinne des Sozialschutzes und der Daseinsvorsorge („Versorgungslandschaften").

b)   Zweiter Schritt: Wohlfahrtsstaat und Wohlfahrtsgesellschaft

Die Zukunft, aus den Erfahrungen der jüngeren Vergangenheit und Gegenwart validiert erwachsend, liegt in der Einbettung der wohlfahrtsstaatlichen Gewährleistungsverantwortung in den Strukturen zivilgesellschaftlichen Engagements im Sinne von Wohlfahrtsgesellschaftlichkeit. Diese Sicht ist bereits im SGB XI verankert: § 8 SGB XI: Sorgearbeit als gesamtgesellschaftliche Aufgabe.

„Wohlfahrtspluralismus": Die nachhaltige Entwicklung sozialer Wohlfahrt resultiert aus dem gelingenden Zusammenspiel von Staat (in seiner regulierenden und umverteilenden Rolle), primären Sozialgebilden der Vergemeinschaftung (Familie, Freundschaft, Partnerschaft) und Wirtschaft (verschiedene privat- und gemeinwirtschaftliche Unternehmen in vielfältiger Trägerschaft umfassend). Auch

Unternehmen sind zum sozialen Engagement und zur sozialen Mitverantwortung (Art. 14 GG) verpflichtet.

„Hilfe-Mix (welfare-mix)": Die Hilfe-Mix-Idee ist im erwähnten § 8 SGB XI zentral verankert. Es geht um die Vernetzung im Sinne kooperativer Integration informeller und formeller Ressourcen. Der 7. Altenbericht spricht von lokalen sorgenden Gemeinschaften, betont aber auch deren Einbettung in der kommunalen (regionalen) Gewährleistung professioneller sozialer Infrastruktur. Aspekte hierbei sind Verfügbarkeit, Erreichbarkeit, Zugänglichkeit und Informiertheit sowie Akzeptanz. (Digitalisierung ist hier zu einem Querschnittsthema geworden.) Vielfach wird dieser Diskurs geführt mit Bezug auf internationale Konzeptbegriffe wie Community-building und Caring Communitys.

„Formen des freiwilligen sozialen Engagements als Teil der Zivilgesellschaft": Informelle Ressourcen umfasst nicht nur die soziale Welt der Sorgearbeit der Angehörigen im Kontext von Familie, Partnerschaft und Freundschaft, sondern auch individuelles Ehrenamt in Einbettung in soziale Organisationen sowie selbstorganisierte, selbstverwaltete Projektarbeit als Sorge für Dritte oder in Form der Gegenseitigkeit.

„Gemeinwesen als Sozialraum: Örtlichkeit und Nachbarschaft": Auch wenn die Digitalisierung deutlich macht, dass es in der Sozialraumorientierung nicht immer nur um Begegnung mit leiblicher Berührung geht, so ist doch unter Sozialraum das Netzwerk zu verstehen, das unter den funktionalen Gesichtspunkten und sozialen, wirtschaftlichen, seelisch-geistigen, körperlichen Wirkungsdimensionen der sozialen Unterstützung, der sozialen Integration und der Aktivierung zur Wahrnehmung von Rollen und zur Mobilität in einem System von Nehmen und Geben (Prinzip der „genossenschaftsartigen Gegenseitigkeit") bedeutsam ist.

Zwischenfazit: Der Mensch ist in seiner auf Freiheit angelegten Natur ein Netzwerkwesen bedingter (nicht „göttlich" absoluter) Autonomie, das sich vom Privaten in das öffentliche Leben hinein partizipativ entfalten muss. Person-Sein meint daher: sich gemäß des jemeinigen Selbstkonzepts im Gelingen des sozialen Miteinanders als Miteinanderverantwortung entfalten zu können. Dies ist gesellschaftlich zu gewährleisten. Gesellschaft (als soziales Molekül) ist aber das Zusammenspiel der Individuen (als Atome). Damit wird die Netzwerkbildung als Potenzial (Chance) wie als Ziel (Herausforderung) deutlich erkennbar.

c)   Dritter Schritt: Sozialraumbildung als Entwicklungsaufgabe:

Sozialraum meint nicht einfach den physischen Raum der Geographie. Ist der Sozialraum das unterstützende Netzwerk, dann gilt: Der Sozialraum ist nicht da, er muss immer erst gebildet werden.

„Aktuelle Sozialrechtsverankerungen": Im SGB XI haben sich Leistungen der Alltagsbegleitung, der Betreuung und Aktivierung sowie der Netzwerkbildung an verschiedenen Stellen verankert. Der § 45d SGB XI (in Analogie zur Selbsthilfeförderung durch KISS im § 20h SGB V) verweist aber auf die Notwendigkeit, nach institutionellen Strukturen zu fragen, deren Funktion es ist, Sozialraumbildung als Netzwerkentwicklung nachhaltig voranzutreiben. Diese Aufgabe ist exemplarisch auch in § 7c SGB XI (dort in Abs. 2 und 3) als Leistungsprofil festgehalten. Hier geht es daher um die (Logik der) Einrichtung von „Servicepunkten". Die Idee sozialraumbildender „Agenturen" ist dem Sozialrecht also nicht neu. Sie ist auch Gegenstand zahlreicher Modellprojekten in verschiedenen Bundesländern (z. B. Gemeindeschwester[Plus] in Kommunen in Rheinland-Pfalz oder auch Seniorengenossenschaften in einigen Bundesländern). Auf die analoge Dynamik in der Umsetzung des BTHG (im Rahmen der Neuordnung von SGB XII und SGB XI) ist zu verweisen, ebenso auf die Möglichkeiten gemäß PrävG, verankert im SGB V.

„Zukunftsaufgaben": Die Pflicht zur Sozialraumbildung als Sicherstellung von integrierten und von wohlfahrtszivilgesellschaftlich eingebetteten „Versorgungslandschaften" als örtliche Sorgegemeinschaften im Kontext von professionellen Infrastrukturgewährleistung in der kommunalen Region steht angesichts der normativ-rechtlichen Vorgaben (vom Völkerrecht bis „runter" zu Landesgesetzen und Verordnungen) außer Frage. Dabei (vor allem aus KDA-Sicht) ist die Differenzierung der Wohnformen im Alter im Kontext der Generationenbeziehungen und der Diversität im örtlichen Zusammenleben als Anker (Dreh- und Angelpunkt) der Sozialraumentwicklung zu betonen. Das *Ob* und das *Warum* sind geklärt. Das *Wie* ist Gegenstand notwendiger Diskussionen, der Auswertung bisheriger Erfahrungen und der Entwicklung neuer Lernprozesse.

Hier müssen weiterhin Fragen geklärt werden. Ein Bedarf an Experimenten als Formen sozialen Lernens besteht. Am Ende des Tages steht aber die Kardinalfrage der Überführung in eine Regelversorgung an. Spannungsfelder zwischen Evidenz der Wissenschaft, Phantasie, aber auch Angst sowie Mut der Politik und der Gesellschaft u. a. m. dürfen hier angedeutet werden. Das Feld ist aufgespannt zwischen (inklusiven) Ideen und (wirtschaftlichen) Interessen, rechtlichen und moralischen Vorgaben einerseits und Pfadabhängigkeiten des Denkens und Handelns andererseits. Leistungs-, Ordnungs- und Vertragsrecht sind betroffen, damit auch die anhaltende Debatte um die Kommunalisierung und die Kooperation mit Sozialversicherungsträgern als Governance-Thema, Föderalordnung, Subsidiaritätsauslegungen und finanzverfassungsrechtliche Fragen beachtend. Aber Probleme sind dazu da, dass man sie einer Lösung zuführt. Die Aufgabe steht außer Zweifel: In einer Welt, in der im Zuge permanenter interner Modernisierung und im Zuge der dynamischen Globalisierung sich der soziale Wandel beschleunigt, steigt als Kehrseite dieser Entwicklung die Bedeutung des Lokalen, der Verankerung der alltäglichen Lebenswelt in der kommunalen Welt vernetzter Sorgearbeit. Die psychodynamische Bindungsforschung zeigt uns, dass auch und gerade der moderne Mensch der sozialen Einbettung und der seelischen Geborgenheit bedarf. Mag der Begriff der Heimat auch schwierig, vielleicht auch endgültig verbraucht sein; in der Sache drückt er Erkenntnisse der modernen Wissenschaften aus, die gesellschaftspolitisch zu beachten sind und die man nicht der „Neuen Rechten" überlassen darf.

Der thematisierte Wandel ist ein fundamentaler Kulturwandel der sozialen Praktiken, Normen und Werte, aber eben auch ihre tiefere Verankerung im Weltbild der Akteure und Institutionen betreffend. Somit geht es um Grundsatzfragen der Struktur der Versorgungslandschaften und ihrer kulturellen Grammatik (des Drehbuches des Films, der hier im Feld des sozialen Geschehens abläuft), die das Erleben des Leistungsgeschehens regelt. Sozialraumorientierung muss radikal gedacht werden, auch wenn und gerade weil der soziale Wandel nicht wie ein Lichtschalter (*switch on, switch off*) als *Social Engineering* funktioniert. Wandel muss werteorientiert choreographiert werden, kann aber nicht als gesellschaftliches Verordnungsgeschehen autoritär geplant und wie im Modus trivialer Maschinen „betrieben" werden. Die Gesinnungsethik der Ziele bedarf der Verantwortungsethik der Pfade dorthin. Wenn Pflege eine gesamtgesellschaftliche Aufgabe ist und wenn § 8 SGB XI soziale Wirklichkeit werden soll, wenn also die Idee (der Traum) der inklusiven *Caring Communities* „Gestaltwahrheit" annehmen soll, dann bedarf es einer Metamorphose der Kultur des Systems der Sorge (von Care und Cure). „Auf die Haltung kommt es an!" Wenn aus betriebswirtschaftlicher Sicht von Change Management die Rede ist, muss hier Klarheit bestehen, dass es sich um ein *kulturelles* Change Management handelt.

Wenn die Transformation der Kultur, von der hier gehandelt wird, gelingen sollte, muss die Wissenschaft sich in die Rolle einüben, die Bewältigung der anstehenden Formen der Daseinsthemen einer alternden Gesellschaft dadurch zu begleiten, dass Pfade in die konkrete Utopie einer Kultur des gelingenden Miteinanders unter dem Regime der „Miteinanderverantwortung" geöffnet werden. Das personalistische

Menschenbild muss die kritische Wissenschaft in ihrem „Engagement bei gleichzeitiger methodisch kontrollierter Distanz" leiten, und die Wissenschaft muss
mit der Betonung der „Sakralität der Person" die Wirklichkeit an den Werten
einer sozialraumorientierten Teilhabe des selbstbestimmten Menschen skalieren.
Reichen Mindeststandards der Sauberkeit, Trockenheit, Sattheit in der Pflege? Ist
das Lebensqualität? Ist das die Form der Würde? Die Wissenschaft muss sich also
mehr werteorientiert einbringen. Eine solche Verankerung in kritischer Gesell-
schaftstheorie fehlt dem pflegepolitischen Diskurs weitgehend. Die Pflegedebatte
im fachlich geführten Korsett einer zu engen Pflegewissenschaft hat keine wirkliche
Theorietiefe. Sie ist im Status einer Konzeptwissenschaft verdienstvoll, reibt sich
aber zwischen Bemühen um Evidenz und Empirismus und Politikberatung auf der
Basis von evaluativen Projektbegleitforschungen auf. So werden die Bezugswerte
deutlich. Daran erkennt man: Wir stehen bei der *mutativen Transformation der
DNA der Branche* erst am Anfang sozialer Lernprozesse, die „an die Substanz"
gehen (müssen). Lieber einen blinden Menschen, der ein Gefühl für den richtigen
Weg hat, als der Sehende, der keinen Durchblick, keinen Überblick hat und nicht
ahnt, wohin es gegen muss.

Literatur

Ackermann T (2017) Über das Kindeswohl entscheiden. Eine ethnographische Studie zur Fallarbeit im Jugendamt. transcript, Bielefeld.

Adler J (1987) „Eine fast magische Anziehungskraft". Goethes ‚Wahlverwandtschaften' und die Chemie seiner Zeit. Beck, München.

Ahrens J (2012) Wie aus Wildnis Gesellschaft wird. Kulturelle Selbstverständigung und populäre Kultur am Beispiel von John Fords Film „The Man Shot Liberty Valance". VS, Wiesbaden.

Akremi L (2016) Kommunikative Konstruktion von Zukunftsängsten. Imaginationen zukünftiger Identitäten im dystopischen Spielfilm. Springer VS, Wiesbaden.

Allen N J (2000) Categories and Classifications. Maussian Reflections on the Social. Berghahn, New York-Oxford.

Al-Suadi S (2011) Esse als Christusgläubige. Die hHterotopie paulinischer Mahlgemeinschaften. A. Francke, Bern.

Amborn H (2016) Das Recht als Hort der Anarchie. Gesellschaften ohne Herrschaft und Staat. Matthes & Seitz, Berlin.

Arregi A S (2019) Matriciale Philosophie. Mutter – Welt – Gebärmutter: Zu einer dreiwertigen Ontologie. transcript, Bielefeld.

August V & Osrecki F (Hrsg) (2020) der Transparenz-Imperativ. Normen – Praktiken – Strukturen. Springer VS, Wiesbaden.

Averbeck L (2019) Herausgeforderte Fachlichkeit. Arbeitsverhältnisse und Beschäftigungsbedingungen in der Kinder- und Jugendhilfe. Juventa in Beltz, Weinheim-basel.

Azzouni S, Böschen St & Reinhardt C (Hrsg) (2015) Erzählung und Geltung. Wissenschaft zwischen Autorschaft und Autorität. Velbrück, Weilerswist.

Bachtin M (2008) Chronotopos. 4. Aufl. Frankfurt am Main, Suhrkamp.

Badura B (Hrsg) (1976) Seminar: Angewandte Sozialforschung. Suhrkamp, Frankfurt am Main.

Balke F (2018) Mimesis zur Einführung. Junius, Hamburg.

Bauer E J (Hrsg) (2018) Das Dialogische Prinzip. wbg Academic in WGB, Darmstadt.

Becher M (2019) Macht und Herrschaft. Praktiken – Strukturen – Beegründungen. V&Rd. h. unipress, Göttingen.

Begemann M-C & Birkelbach K (Hrsg) (2019) Forschungsdaten für die Kinder- und Jugendhilfe. Springer VS, Wiesbaden.

Bergson H (2013) Schöpferische Evolution. Felix Meiner, Hamburg.

© Der/die Herausgeber bzw. der/die Autor(en), exklusiv lizenziert durch Springer Fachmedien Wiesbaden GmbH, ein Teil von Springer Nature 2021
F. Schulz-Nieswandt, *Gewährleistungsstaatlichkeit zwischen Wächterfunktion und Innovationsinkubator*, Vallendarer Schriften der Pflegewissenschaft 7,
https://doi.org/10.1007/978-3-658-32916-7

Berti I (2017) Gerechte Götter? Vorstellungen von göttlicher Vergeltung im Mythos und Kult des archaischen und klassischen Griechenland. Propylaeum, Heidelberg: USB Heidelberg-Bayerische Staatsbibliothek München.

Betz T u. a. (Hrsg) (2018) Gute Kindheit. Wohlbefinden, Kindeswohl und Ungleichheit. Juventa in Beltz, Weinheim-Basel.

Biesel K (2011) Wenn Jugendämter scheitern. Zum Umgang mit Fehlern im Kinderschutz. transcript, Bielefeld.

Biesel K & Wolff R (2014) Aus Kinderschutzfehlern lernen. Eine dialogisch-systemische Rekonstruktion des Falles Lea-Sophie. transcript, Bielefeld.

Biesel K u. a. (2019) Deutschland schützt seine Kinder! Eine Streitschrift zum Kinderschutz. transcript, Bielefeld.

Bischoff St (2017) Habitus und frühpädagogische Professionalität. Juventa in Beltz, Weinheim-Basel.

Blunck L (Hrsg) (2010) Die fotografische Wirklichkeit. Inszenierung – Fiktion – Narration. transcript, Bielefeld.

Bögenhold D (2015) Gesellschaft studieren, um Wirtschaft zu verstehen. Plädoyer für eine interdisziplinäre Perspektive. Springer VS, Wiesbaden.

Böhme G (2016) Ästhetischer Kapitalismus. 3. Aufl. Suhrkamp, Berlin.

Böllert K (Hrsg) (2018) Kompendium Kinder- und Jugendhilfe. Springer VS, Wiesbaden.

Böschen St, Groß M & Krohn W (Hrsg) (2017) Experimentelle Gesellschaft. Das Experiment als wissensgesellschaftliches Dispositiv. Nomos, Baden-Baden.

Bollnow O F (1973) Besprechung: Eugène Minkowski: Die gelebte Zeit. Zeitschrift für Pädagogik 19 (1): 149–155.

Bornemann St (2012) Kooperation und Kollaboration. Das Kreativ Feld als Weg zu innovativer Teamarbeit. Springer VS, Wiesbaden.

Borutta M & Ketzer R (2011) Die Prüfkonstrukte des medizinischen Dienstes in der ambulanten und stationären Pflege. Eine genealogische Analyse der MDK-Prüfrichtlinien. Tectum, Marburg.

Brandenburg H & Kricheldorff C (Hrsg) (2019) Multiprofessioneller Personalmix in der Langzeitpflege. Kohlhammer, Stuttgart.

Brandenburg H u. a. (Hrsg) (2020) Organisationskultur und Quartiersentwicklung. Springer VS, Wiesbaden (i. V.).

Brandhorst F (2015) Kinderschutz und Öffentlichkeit. Der „Fall Kevin" als Sensation und Politikum. Springer VS, Wiesbaden.

Brauneck M (2020) Masken – Theater, Kult und Brauchtum. transript, Bielefeld.

Breidbach O (2006) Goethes Metamorphosenlehre. Fink, München.

Britze H (2015) Beratung und Aufsicht. Das Tätigkeitsprofil der Heimaufsicht in stationären Einrichtungen der Erziehungshilfe vor dem Hintergrund einer nachhaltigen Wirkung. Klinkhardt, Bad Heilbrunn.

Bröckling U u. a. (Hrsg) (2016) Das Andere der Ordnung. Theorien des Exzeptionellen. Velbrück, Weilerswist.

Brömßer N (2019) Bild – Präsenz – Symbol. Susanne Langers Philosophie des Bildes. Metzler in Springer, Berlin.

Büchner St (2018) Der organisierte Fall. Zur Strukturierung von Fallbearbeitung durch Organisation. Springer VS, Wiesbaden.

Bühler-Niederberger D (2005) Kindheit und die Ordnung der Verhältnisse. Juventa in Beltz, Weinheim-Basel.

Bühler-Niederberger D (2020) Lebensphase Kindheit. 2., überarb. Aufl. Juventa in Beltz, Weinheim-Basel.

Bühler-Niederberger D, Nierendorff J & Lange A (Hrsg) (2010) Kindheit zwischen fürsorglichem Zugriff und gesellschaftlicher Teilhabe. VS, Wiesbaden.

Burkart Th, Kleining G & Witt H (2010) Dialogische Inspektion. Ein gruppengestütztes Verfahren zur Erforschung des Erlebens. VS, Wiesbaden.

Buschendorf B (1986) Goethes mythische Denkform. Suhrkamp, Frankfurt am Main .

Casanova Chr (2007) Nacht-Leben. Orte, Akteure und obrigkeitliche Disziplinierung in Zürich, 1523-1833. Chronos, Zürich.

Christian A (2017) Piktogramme. Herbert von Halem, Köln.

Czerwick E (2015) Funktionalismus. Konturen eines Erklärungsprogramms. Mohr Siebeck, Tübingen.

Dammert M (2009) Angehörige im Visier der Pflegepolitik. Wie zukunftsfähig ist die subsidiäre Logik der deutschen Pflegeversicherung? VS, Wiesbaden.

Derrida J (1991) Gesetzeskraft. Der „mystische Grund der Autorität". 8. Aufl. Suhrkamp, Frankfurt am Main.

Dinter K (2015) Die Entwicklung des Heimrechts auf der Ebene des Bundes und der Bundesländer. Kovac, Hamburg.

Discher K (2020) Körperlleib und Employability. Narrative Perspektiven junger Erwachsener auf den Aktivierungsdiskurs. Springer VS, Wiesbaden.

Drexler D (2015) Einführung in die Praxis der Systemaufstellungen. Carl-Auer, Heidelberg.

Drozdek A (2011) Athanasia. Afterlife in Greek Philosophy, Olms, Hildesheim.

Drügh H, Metz Chr & Weyand B (Hrsg) (2011) Warenästhetik. Suhrkamp, Frankfurt am Main.

Dudek Chr (2016) Jugendämter im Spannungsfeld von Bürokratie und Profession. Springer VS, Wiesbaden.

Eger F & Hensen G (Hrsg) (2013) Das Jugendamt in der Zivilgesellschaft. Juventa in Beltz, Weinheim-Basel.

Ehlich K (Hrsg) (1980) Erzählen im Alltag. 2. Aufl. Suhrkamp, Frankfurt am Main.

Eidelpess R (2018) Entgrenzung der Mimesis. Kadmos, Berlin.

Elsaesser Th & Hagener M (2011) Filmtheorie zur Einführung. 3. Aufl. Junius, Hamburg.

Epkenhans-Behr I (2016) Beziehungsmuster zwischen Jugendämtern und freien Trägern. Springer VS, Wiesbaden.

Etzold J (2019) Ggen am Aetna. Hölderins Theater der Zukunft. Fink, Paderborn.

Eysenck H j (2019) Die Experimentiergesellschaft. Rowohlt, Reinbek bei Hamburg.

Faltermeier J (2019) Eltern, Pflegefamilie, heim. Partnerschaften zum Wohle des Kindes. Juventa in Beltz, Weinheim-Basel.

Finlay V (2019) Das Geheimnis der Farben. Eine Kulturgeschichte. Ullstein, Berlin.

Foucault M (2003) Die Wahrheit und die juristischen Formen. Suhrkamp, Frankfurt/M.

Frank C u. a. (Hrsg) (2019) Der Weg zum Gegenstand in der Kinder- und Jugendhilfeforschung. Methodologische Herausforderungen für qualitative Zugänge. Juventa in Beltz, Weinheim-Basel.

Fischer J & Lutz R (Hrsg) (2015) Jugend im Blick. Juventa in Beltz, Weinheim-Basel.

Freuling G (2004) Wer eine Grube gräbt …der Tun-Ergehens-Zusammenhang und sein Wandel in der alttestamentlichen Weisheitsliteratur. Vandenhoeck & Ruprecht, Göttingen.

Friederich T & Schneider H (2020) Fachkräfte mit ausländischen Abschlüssen für Kindertagesstätten. Juventa in Beltz, Weinheim-Basel.

Frisch S (2007) Mythos Nouvelle Vague. Wie das Kino in Frankreich neu erfunden wurde. Schüren, Marburg; Bickerton E (2010) Eine kurze Geschichte der Cahiers du cinéma. Diaphanes, Zürich.

Früh W & Frey F (2014) Narration und Storytelling. Theorie und empirische Befunde. Herbert von Halem, Köln.

Gadow T u. a. (2013) Wie geht's der Kinder- und Jugendhilfe? Empirische Befunde und Analysen. Juventa in Beltz, Weinheim-Basel.

Gahleitner S u. a. (Hrsg) (2013) Biopsychosoziale Diagnostik in der Kinder- und Jugendhilfe. Kohlhammer, Stuttgart.

Geißler P (2016) Ökonomisierung durch Kalkularisierung. Zahlenbasierte Leistungsindikatoren und ihr Einfluss auf die Autonomie der Wissenschaft. UVK, Konstanz.

Georg J & Rother W (Hrsg) (2015) Das Dionysische – Nietzsches Metapher des Unbewussten. Schwabe, Basel.

Gemünden P von (1993) Vegetationsmetaphorik im Neuen Testament und seiner Umwelt. Eine Bildfelduntersuchung. Vandenhoeck & Ruprecht, Göttingen.

Geulen D (1988) Das vergesellschaftete Subjekt. Zur Grundlegung der Sozialisationstheorie. 2. Aufl. Suhrkamp, Frankfurt am Main.

Geulen E u. a. (Hrsg) (2014) Das Dämonische. Schicksale einer Kategorie der Zweideutigkeit nach Goethe. Fink, München.

Glaab M u. a. (Hrsg) (2020) 70 Jahre Rheinland-Pfalz. Historische Perspektiven und politikwissenschaftliche Analyse. Springer VS, Wiesbaden.

Goethe J W (1963) Die Wahlverwandtschaften. dtv, München.

Goslar T-F (2020) Gelebte Geschichte, narrative Identität. Zur Hermeneutik zwischen Rhetorik und Poetik bei Hans Blumenberg und Paul Ricoeur. Alber. Freiburg i. Br. -München.

Goudsblom J (1979) Soziologie auf der Waagschale. Suhrkamp, Frankfurt am Main.

Graf K (2014) Ethik der Kinder- und Jugendhilfe. Kohlhammer, Stuttgart.

Graf R (2019) Ökonomisierung. Debatten und Praktiken in der Zeitgeschichte. Wallstein, Göttingen.

Graßhoff G, Paul L & Yeshurun St-A (2015) Jugendliche als Adressatinnen und Adressaten der Jugendhilfe. Juventa in Beltz, Weinheim-Basel.

Groenemeyer A (Hrsg) (2010) Doing Social problems. Mikroanalysen der Konstruktion sozialer Probleme und sozialer Kontrolle in institutionellen Kontexten. VS, Wiesbaden.

Groth St & Ritter Chr (2019) Zusammen arbeiten. Praktiken der Koordination und Kooperation in kollaborativen Prozessen. ranscript, Bielefeld.

Grummt M (2019) Sonderpädagogische Professionalität und Inklusion. Springer VS, Wiesbaden.

Gschwendtner A (2010) Bilder der Wandlung. Visualisierung charakterlicher Wandlungsprozesse im Spielfilm. VS, Wiesbaden.

Guardini R (1955) Hölderlin. Weltbild und Frömmigkeit. 2. Aufl. Kösel, München.

Haarmann h (2005) Schwarz. Eine kleine Kulturgeschichte. Lang, Frankfurt am Main.

Hackbarth S (2014) Pierre Legendres „dogmatische Anthropologie". Subjektkonstitution im Medium des Blicks. Turia + Kant, Wien-Berlin.

Hafeneger B (1995) Jugendbilder. Zwischen Hoffnung, Kontrolle, Erziehung und Dialog. VS, Wiesbaden.

Hagner M (Hrsg) (2012) Wissenschaft und Demokratie. Suhrkamp, Frankfurt am Main.

Hallwaß A E (2018) Projekt in guter Hoffnung. Deutungsmuster zu Schwangerschaft, Geburt und neuem Leben in ihrer religiösen Dimension. Ergon in Nomos, Baden-Baden.

Hamel R (2009) Strafen als Sprechakt. Die Bedeutung der Strafe für das Opfer. Duncker & Humblot, Berlin.

Hannig St (2020) Dionysos im expressionistischen Jahrzehnt. Königshausen & Neumann, Würzburg.

Hansbauer P u. a. (2020) Kinder- und Jugendhilfe. Kohlhammer, Stuttgart.

Hartig M & Kurz U (1973) Sprache als soziale Kontrolle. 4. Aufl. Suhrkamp, Frankfurt am Main.

Haug W F (2009) Kritik der Warenästhetik. 3. Aufl. Suhrkamp, Frankfurt am Main.

Haumann H (2012) Lebenswelten und Geschichte. Böhlau, Köln.

Hebestreit A (2007) Die soziale Farbe. Wie Gesellschaft sichtbar wird. LIT, Zürich-Berlin.

Henn S (2020) Professionalität und Teamarbeit in der stationären Kinder- und Jugendhilfe. Juventa in Beltz, Weinheim-Basel.

Henrichs A (2012) Warum soll ich denn tanzen? Dionysisches im Chor der griechischen Antike. (1996). de Gruyter, Berlin-New York.

Hering S & Schröer W (Hrsg) (2008) Sorge um die Kinder. Juventa in Beltz, Weinheim-Basel.

Herzfeld-Schild M L (2020) Musik und Emotionen. Kulturhistorische Perspektiven. Metzler in Springer, Berlin.

Hilbert M (2012) Institutionalisierte Geburt. Eine Mikrogeschichte des Gebärhauses. transcript, Bielefeld.

Hilgers K (2002) Entelechie, Monade und Metamorphose. Formen der Vervollkommnung im Werk Goethes. Fink. München.

Hinken F (2019) Zusammenarbeit in der Jugendhilfe-Infrastruktur. Juventa in Beltz, Weinheim-Basel.

Hockerts H G (Hrsg) (1998) Drei wehe deutscher Sozialstaatlichkeit. NS-Diktatur, Bundesrepublik und DDR im Vergleich. Oldenbourg in De Gruyter, Berlin.

Hölbling P (2010) Sie viel Staat vertragen Eltern? Systematische Entfaltung eines gestuften Maßnahmenkatalogs vor dem Hintergrund des Elterngrundrechts. Duncker & Humblot.

Hörlin S (2018) Figuren des Misstrauens. Konstanz University Press, Konstanz.

Hof Chr (2009) Lebenslanges Lernen. Eine Einführung. Kohlhammer, Stuttgart.

Holenstein E (1975) Roman Jakobsons phänomenologischer Strukturalismus. 2. Aufl. Suhrkamp, Frankfurt am Main.

Holtkamp L (2017) Formen kommunaler Demokratie. Lang, Frankfurt am Main.

Homnig M-S (Hrsg) (2009) Ordnungen der Kindheit. Juventa in Beltz, Weinheim-Basel.

Hühn H (Hrsg) (2011) Goethes „Wahlverwandtschaften" Werk und Forschung. de Gruyter, Berlin-New York.

Hühn H, Urbich J & Steiner U (Hrsg) (2015) Benjamins Wahlverwandtschaften. Suhrkamp, Berlin.

Hurrelmann K & Quengel G (2016) Lebensphase Jugend. 13. Aufl. Juventa in Beltz, Weinheim-Basel.

Huth A (2017) Handlungsstabilisierung in Unternehmen. Vertrauen versus Misstrauen als Verkürzung der Realität. Springer VS, Wiesbaden.

Huxholl M & Kotthaus J (Hrsg) (2012) Macht und Zwang in der Kinder- und Jugendhilfe. Juventa in Beltz, Weinheim-Basel.

Hymes D (1979) Soziolinguistik. Suhrkamp, Frankfurt am Main.

Jäger J (2012) Dämon und Charisma bei Goethe. Lang, Frankfurt am Main.

Janning F (2011) Die Spätgeburt eines Politikfeldes. Die Institutionalisierung der Verbraucherschutzpolitik in Deutschland und im internationalen Vergleich. Nomos, Baden-Baden.

Janus R, Fuchs F & Schroter-Wittke H (Hrsg) (2017) Massen und Masken. Kulturwissenschaftliche und theologische Annäherungen. Springer VS, Wiesbaden.

Jordan E, Maykuss St & Stuckstätte E (2015) Kin der- und Jugendhilfe. 4., überarb. Aufl. Juventa in Beltz, Weinheim-Basel.

Junge M (2014) Methoden der Metaphernforschung und -analyse. Springer VS, Wiesbaden.

Junge M (2019) Das Bild in der Metapher. Bildes Erfolgs – Bilder des Scheiterns. Springer VS, Wiesbaden.

Junkerjürgen R (2009) Haarfarben. Eine Kulturgeschichte in Europa seit der Antike. Böhlau, Köln u. a.

Kaltenegger J (2016) Lebensqualität in stationären Pflegeeinrichtungen fördern. Konzepte und Methoden in der Praxis. Kohlhammer, Stuttgart.

Kangler G (2018) Der Diskurs um „Wildnis". Von mythischen Wäldern, malerischen Orten und dynamischer Natur. transcript, Bielefeld.

Karl M (1993) Fabrikinspektoren in Preußen. Das Personal der Gewerbeaufsicht 1845-1945. Professionalisierung, Bürokratisierung und Gruppenprofil. Westdeutscher Verlag, Wiesbaden.

KDA (Schulz-Nieswandt F u. a.: Hrsg) (2019) ProAlter 51 (3): Hygiene in der stationären Pflege. medhochzwei, Heidelberg.

Kehl K (2016) Sozialinvestive Pflegepolitik in Deutschland. Springer VS, Wiesbaden.

Kelle H & Dahmen St (Hrsg) (2020) Ambivalenzen des Kinderschutzes. Juventa in Beltz, Weinheim-Basel.

Kelle H & Mierendorff J (Hrsg) (2013) Normierung und Normalisierung der Kindheit. Juventa in Beltz, Weinheim-Basel.

Kim Y-H (2002) Goethes Naturbegriff und die „Wahlverwandtschaften". Symbolische Ordnung und Ironie. Lang, Frankfurt am Main.

Kimmerle G (2017) Unendliche Deutungen. Goethes „Wahlverwandtschaften" – eine philosophische Lektüre. Metzler in Springer, Berlin.

Kirchhoff Th & Trepl L (Hrsg) (2009) Vieldeutige Natur. Landschaft, Wildnis und Ökosystem als kulturgeschichtliche Phänomene. transcript. Bielefeld.

Kirsch S (2020) Chor-denken. Sorge, Wahrheit, Technik. Fink, Paderborn.

Klundt M (2017) Kinderpolitik. Juventa in Beltz, Weinheim-Basel.

Kobbé U (2010) Forensische Foucaultiade oder Kleine Subjektpsychologie des forensischen Diskurses. Forensische Psychiatrie und Psychotherapie 17 (2): 83-120.

Kock K & Kutzner E (2014) „Das ist ein Geben und Nehmen". Eine empirische Untersuchung über Betriebsklima, Reziprozität und gute Arbeit. edition sigma, Berlin.

Koenen G (2017) Der Farbe Rot. Ursprünge und Geschichte des Kommunismus. 2. Aufl. Beck, München.

Kompetenzzentrum „Frühe Bildung in der Familie" des BMFSFJ, Correl L & Lepperhoff J (Hrsg) (2019) Teilhabe durch frühe Bildung. Juventa in Beltz, Weinheim-Basel.

Kosiol E (1972) Organisation der Unternehmung. Rowohlt. Reinbek bei Hamburg.

Koslowski P & Kettner M (Hrsg) (2012) Ökonomisierung und Kommerzialisierung der Gesellschaft. Fink, München

König H-D (2019) Die Welt als Bühne mit doppeltem Biden. Tiefenhermeneutische Rekonstruktion kultureller Inszenierungen. Springer VS, Wiesbaden.

Körner W & Hörmann G (Hrsg) (2019) Staatliche Kindeswohlgefährdung? Juventa in Beltz, Weinheim-Basel.

Krause W H (2014) Torso als Metapher. Königshausen & Neumann, Würzburg.

Kretschmann A (2016) Regulierung des Irregulären. Carework und die symbolische Qualität des Rechts. Velbrück, Weilerswist.

Kujala A & Danielsbacka M (2019) Reciprocity in Human Societies. From Ancient Times to the Modern Welfare State. Palgrave Macmillan in Springer, Cham/CH.

Lämmle R (2013) Poetik des Satyrspiels. Winter, Heidelberg.

Lamla J (2013) Verbraucherdemokratie. Suhrkamp, Frankfurt am Main

Landauer M (2012) Die staatliche Verantwortung für die stationäre Langzeitpflege in England und Deutschland. Nomos, Baden-Baden.

Layer S (2019) Präsenz der Vollendung. Zur transzendentalen Bedeutung eschatologischer Hoffnung bei Moltmann und Adorno. V&R unipress, Göttingen.

Leach E (1978) Kultur und Kommunikation. Zur Logik symbolischer Zusammenhänge. Suhrkamp, Frankfurt am Main.

Legendre P (1999) Die Fabrikation des abendländischen Menschen. 2. Aufl. Turia + Kant, Wien.

Legendre P (2011) Die Kinder des Textes. Über die Elternfunktion des Staates. Turia + Kant, Wien-Berlin.

Legendre P(2012a) Über die Gesellschaft als Text. Grundzüge einer dogmatischen Anthropologie. Turia + Kant, Wien-Berlin.

Legendre P (2012b) Das politische Begehren Gottes. Turia + Kant, Wien-Berlin.

Legendre P (2014) Die Leidenschaft ein anderer zu sein. Turia + Kant, Wien-Berlin.

Legendre P (2016) Die Liebe des Zensors. Versuch über die dogmatische Ordnung. Turia + Kant, Wien-Berlin.

Lehmann A (1911) Altweibersommer. Die Wärmerückfälle des Herbstes in Mitteleuropa. Parey, Berlin.

Lenz St & Peters F (Hrsg) (2020) Kompendium Integrierte flexible Hilfen. Juventa in Beltz, Weinheim-Basel.

Lichau K (2000) Die offene Maske. Zur Inszenierung des Körpers durch „häßliche Gesichter". Logos, Berlin.

Lindner W & Pletzer W (Hrsg) (2017) Kommunale Jugendpolitik. Juventa in Beltz, Weinheim-Basel.

Löw M & Ruhne R (2011) Prostitution. Herstellungsweisen einer anderen Welt. Suhrkamp, Frankfurt am Main.

Lotmann J M (2010a) Die Innenwelt des Denkens. 2. Aufl. Suhrkamp, Frankfurt am Main.

Lotmann J M (2010b) Kultur und Explosion. Suhrkamp, Frankfurt am Main.

Lüddemann St & Heine Th (Hrsg) (2015) Einführung in die Bildhermeneutik. Springer VS, Wiesbaden.

Luedtke J & Wiezorek Chr (Hrsg) (2016) Jugendpolitiken. Juventa in Beltz, Weinheim-Basel.

Lüscher M (1971) Der Lüscher-Test. Persönlichkeitsbeurteilung durch Farbwahl. Rowohlt, Reinbek bei Hamburg.

Lunau K (2002) Warnen, Tarnen, Täuschen. Mimikry und andere Überlebensstrategien in der Natur. WBG, Darmstadt.

Mahr E-M (2019) Literatur als Selbstexegese. Eine ethnographische Poetik der Transgression. Königshausen & Neumann, Würzburg.

Mangold K, Muche C & Volk S (2013) „Educational Mix" in der frühen Kindheit. Juventa in Beltz, Weinheim-Basel.

Marty Chr (2019) Menschliche Größe. Zur Bedeutung Goethes für Max Weber. In Endreß M & Moebius S (Hrsg) Zyklos 5. Jahrbuch für Theorie und Geschichte der Soziologie. Springer VS, Wiesbaden: 194-208.

Matijevic K (2015) Ursprung und Charakter der homerischen Jenseitsvorstellungen. Schöningh, Paderborn.

Matzner A (2018) Informelle Gespräche in Jugendämtern. Eine Ethnografie sozialer Praktiken der Arbeit im Allgemeinen Sozialen Dienst. Springer VS, Wiesbaden.

Meier S & Schlenker K (2020) Teilhabe und Raum. Barbara Budrich, Opladen u. a.

Metten Th & Meyer M (Hrsg) (2016) Reflexion von Film – Reflexion im Film. Herbert von Halem, Köln.

Meyer M (2017) Athena, Göttin von Athen. Phoibos, Wien.

Meyer Th (2014) Die Verhandlungsdemokratie. Projekt, Bochum.

Michalski N (2019) Normatives und rationales Vertrauen in Europa. Eine ländervergleichende Untersuchung gesellschaftlicher Vertrauensniveaus. Springer VS, Wiesbaden.

Mierendorff J (2010) Kindheit und Wohlfahrtsstaat. Juventa in Beltz, Weinheim-Basel.

Möhring J V (2020) Vertraute Stabilität. Zur trügerischen Ruhe des Vertrauens im Prozess sozialer Verflechtung. Velbrück, Weilerswist.

Mohn B E (2020) Kamera-Ethnographie. Ethnographische Forschung im Modus des Zeigens. Programmatik und Praxis. transcript, Bielefeld.

Mohr (2020) Einführung in die systemische Transaktionsanalyse von Individuum und Organisation. Carl-Auer, Heidelberg.

Morizot B (2020) Philosophie der Wildnis oder Die Kunst, vom Weg abzukommen. Reclam, Stuttgart,

Moritz S (2013) Staatliche Schutzpflichten gegenüber pflegebedürftigen Menschen. Nomos, Baden-Baden.

Mozygemba K (2011) Die Schwangerschaft als Statuspassage. Hogrefe, Göttingen.

Müller M (2018) Zur Soziologie früher Demenz. Doing dementia, Barbara Budrich, Opladen u. a.

Münder J (Hrsg) (2017) Kindeswohl zwischen Jugendhilfe und Justiz. Juventa in Beltz, Weinheim-Basel.

Musenberg O (Hrsg) (2013) Kultur – Geschichte – Behinderung. Die kulturwissenschaftliche Historisierung von Behinderung. Athena, Oberhausen.

Nancy J-L (2016) Trunkenheit. Turia + Kant, Win-Berlin.

Negele M (Hrsg) (2020) Maslen. Königshausen & Neumann, Würzburg.

Niederhametner P (2016) Verletzungen von Menschenrechten vermeiden. Prävention am Beispiel von Pflegeheimen und psychiatrischen Anstalten. Facultas, Wien.

Nohr O (2015) Vernunft als Therapie und Krankheit. Zur Geschichte medizinischer Denkweisen in der Philosophie. Logos, Berlin.

Ntemiris N (2011) Gouvernementalität und Kindheit. VS, Wiesbaden.

Nyfeler J (2019) Die Fabrikation von Kreativität. Organisation und Kommunikation in der Mode. transcript, Bielefeld.

Oelkers N (2007) Aktivierung von Elternverantwortung. Zur Aufgabenwahrnehmung in Jugendämtern nach dem neuen Kindschaftsrecht. transcript, Bielefeld.

Oettl B (2009) WEISS in der Kunst des 20. Jahrhunderts. Studien zur Kulturgeschichte einer Farbe. Schnell & Steiner, Regensburg.

Orth St & Reifenberg P (Hrsg) (2019) Hermeneutik der Anerkennung. Philosophische und theologische Anknüpfungen an Paul Ricoeur. Alber, Freiburg i. Br.-München.

Otto E (2002) Gottes Recht als Menschenrecht. Rechts- und literaturhistorische Studien zum Deuteronomium. Harrassowitz, Wiesbaden.

Otto W F (1956) Menschengestalt und Tanz. Rinn, München.

Panofsky D & Panofsky E (1992) Die Büchse der Pandora. Bedeutungswandel eines mythischen Symbols. Campus, Frankfurt am Main-New York.

Parthe E-M (2011) Authentisch leben? Erfahrung und soziale Pathologie in der Gegenwart. Campus, Frankfurt am Main-New York.

Pastoureau M (2016) Schwarz. Geschichte einer Farbe. wbg Philipp von Zabern in WBG, Darmstadt.

Patel R & Moore J W (2018) Entwertung. Eine Geschichte der Welt in sieben billigen Dingen. Rowohlt, Berlin.

Peters G (2016) Prometheus. Modelle eines Mythos in der europäischen Literatur. Velbrück, Weilerswist.

Petersen J (2015) Die Eule der Minerva in Hegels Rechtsphilosophie. de Gruyter, Berlin-Boston.

Pichler W & Ubl R (Hrsg) (2009) Topologie. Falten, Knoten, Netze, Stülpungen in Kunst und Theorie. Turia + Kant, Wien.

Potempa A (2017) Heuschreckendebatte. Beobachtungen zur kulturgeschichtlichen Karriere eines Insekts. Historisches Jahrbuch 137: 391-412.

Rätz R, Schröer W & Wolff M (2014) Lehrbuch Kinder- und Jugendhilfe. 2., überarb. Aufl. Juventa in Beltz, Weinheim-Basel.

Reckwitz A (2012) Die Erfindung der Kreativität. 6. Aufl. Suhrkamp, Frankfurt am Main.

Reutter W (2018) Verfassungspolitik in Bundesländern. Vielfalt in der Einheit. Springer VS, Wiesbaden.

Richter I, Krappmann L & Wapler F (Hrsg) (2020) Kinderrechte. Handbuch des deutschen und internationalen Kinder- und Jugendrechts. Nomos, Baden-Baden.

Richter V (2019) Zischen Institution und Individuum. Inszenierung der Adoleszenz in den Filmen von Francois Truffaut und Louis Malle. Fing, Paderborn.

Rick K (2018) Verbraucherpolitik in der Bundesrepublik Deutschland. Nomos, Baden-Baden.

Ricoeur P (2006) Wege der Anerkennung. 2. Aufl. Suhrkamp, Frankfurt am Main.

Rider J Le (2000) Farben und Wörter. Geschichte der Farbe von Lessing bis Wittgenstein. Böhlau, Wien.

Riede P (2015) Art. Ernte. In Das Wissenschaftliche Bibellexikon im Internet: www.wibilex.de.

Risavi de Pontes I (2014) Satyrs Speil und Silens Weisheit bei Nietzsche. Königshausen & Neumann.

Ritschl H W (1931) Gemeinwirtschaft und kapitalistische Marktwirtschaft. Zur Erkenntnis der dualistischen Wirtschaftsordnung. Mohr, Tübingen.

Rügemer W (2011) „Heuschrecken" im öffentlichen Raum. Public Private Partnership – Anatomie eines globalen Finanzinstruments. 2., überarb. u. erw. Aufl. transcript, Bielefeld.

Rüschenschmidt D (2019) Neue Politische Theologie. Tectum, Marburg.

Sachße Chr (2018) Die Erziehung und ihr Recht. Vergesellschaftung und Verrechtlichung von Erziehung in Deutschland 1870-1990. Juventa in Beltz, Weinheim-Basel.

Sachweh P & Münnich S (Hrsg) (2017) Kapitalismus als Lebensform? Springer VS, Wiesbaden.

Schachtner Chr (1999) Ärztliche Praxis. Die gestaltende Kraft der Metapher. Suhrkamp, Frankfurt am Main.

Schaden E (2019) Freiwilliges Engagement in der sozialraumorientierten Kinder- und Jugendhilfe. Budrich Academic Press, Opladen u. a.

Schäfer M & Thole W (Hrsg) (2018) Zwischen Institutionen und Familie. Grundlagen und Empirie familienanaloger Formen der Hilfen zur Erziehung. Springer VS, Wiesbaden.

Schausten M (Hrsg) (2012) Die Farben imaginierter Welten. Zur Kulturgeschichte ihrer Codierung in Literatur und Kunst vom Mittelalter bis zur Gegenwart. de Gruyter, Berlin-New York.

Schlaffer H (2016) Mode, Schule der Frauen. Suhrkamp, Frankfurt am Main.

Schlee G & Turner B (2008) Vergeltung. Eine interdisziplinäre Betrachtung der Rechtfertigung und Regulation. Campus, Frankfurt am Main-New York.

Schmälzle Chr (2008) Athena. In Moog-Grünewald M(Hrsg) Mythenrezeption. Die antike Mythologie in Literatur, Musik und Kunst von den Anfängen bis zur Gegenwart. Metzler, Stuttgart-Weimar: 172–179.

Schmidt E A (2019) Kreis und gerade. Moderne Konstruktionen der griechischen Antike als Gegenbildentwürfe. Winter, Heidelberg.

Schmitt R (2017) Systematische Metaphernanalyse als Methode der qualitativen Sozialforschung. Springer VS, Wiesbaden.

Schneider E (2006) Familienhebammen. 2. Aufl. Mabuse, Frankfurt am Main.

Scholemann P (2020) Kreativität und Visionen bei politischen Projekten. Springer VS, Wiesbaden.

Schoyerer G u. a. (2020) Professionelle Praktiken. Ethnografische Studien zum pädagogischen Alltag in Kindertageseinrichtungen und Kindertagespflege. Juventa in Beltz, Weinheim-Basel.

Schröer W, Struck N & Wolff M (Hrsg) (2016) Handbuch Kinder- und Jugendhilfe. 2., überarb. Aufl. Juventa in Beltz, Weinheim-Basel.

Schröer W u. a. (Hrsg) (2013) Handbuch Übergänge. Beltz-Juventa, Basel-München.

Schulte M (2017) Staatlichkeit im Wandel. Schöningh, Paderborn.

Schulz-Nieswandt F (2010a) Daseinsvorsorge und existenzielle Angst des Menschen. In Jens & Romahn H (Hrsg) Methodenpluralismus in den Wirtschaftswissenschaften. Metropolis, Marburg: 213-245.

Schulz-Nieswandt F (2010b) Medizinkultur im Wandel? Duncker & Humblot, Berlin.

Schulz-Nieswandt F (2012) „Europäisierung" der Sozialpolitik und der sozialen Daseinsvorsorge? Eine kultursoziologische Analyse der Genese einer solidarischen Rechtsgenossenschaft. Duncker & Humblot, Berlin.

Schulz-Nieswandt F (2013a) Der inklusive Sozialraum. Psychodynamik und kulturelle Grammatik eines sozialen Lernprozesses. Nomos, Baden-Baden.

Schulz-Nieswandt F (2013b) Zur Implementation von innovativen Pilotprojekten in der Versorgungs- und Wohnlandschaft älterer Menschen: kulturelle Grammatik und systemische Choreographie In Karl F (Hrsg) Transnational und translational – Aktuelle Themen der Alternswissenschaften. LIT, Berlin: 97-118.

Schulz-Nieswandt F (2013c) Das Privatisierungs-Dispositiv der EU-Kommission. Dunkcer & Humblot, Berlin.

Schulz-Nieswandt F (2014a) Religionsphilosophie und ontologisches Wahrheitsverständnis bei Walter F. Otto (1874–1958). Eine strukturalistische und psychodynamische Rezeption. Nomos, Baden-Baden.

Schulz-Nieswandt F (2014b) EU-Binnenmarkt ohne Unternehmenstypenvielfalt? Die Frage nach den Spielräumen (dem modalen WIE) kommunalen Wirtschaftens im EU-Binnenmarkt. Nomos, Baden-Baden.

Schulz-Nieswandt F (2015a) Sachzieldominanz in der kommunalen Daseinsvorsorge. Eine haltungspflegerische Erinnerung. Zeitschrift für öffentliche und gemeinwirtschaftliche Unternehmen 38 (2/3): 223-231.

Schulz-Nieswandt F (2015b) Gerontologische Pflegekultur: Zur Notwendigkeit eines Habituswandels. In Brandenburg H & Güther H (Hrsg) Gerontologische Pflege. Bern, Hogrefe: 305-318.

Schulz-Nieswandt F (2015c) „Sozialpolitik geht über den Fluss". Zur verborgenen Psychodynamik in der Wissenschaft von der Sozialpolitik. Nomos, Baden-Baden.

Schulz-Nieswandt F (2015d) Beschäftigung im Namen der Daseinsvorsorge – Wie führt man Unternehmen im sozialen Wandel in die Zukunft? Zeitschrift für öffentliche und gemeinwirtschaftliche Unternehmen 38 (4): 346-354.

Schulz-Nieswandt F (2015e) Zur verborgenen Psychodynamik in der theologischen Anthropologie. Eine strukturalistische Sichtung. Nomos, Baden-Baden.

Schulz-Nieswandt F (2016a) Inclusion and Local Community Building in the Context of European Social Policy und International Human Social Right. Nomos, Baden-Baden.

Schulz-Nieswandt F (2016b) Im alltäglichen Labyrinth der sozialpolitischen Ordnungsräume des personalen Erlebnisgeschehens. Eine Selbstbilanz der Forschungen über drei Dekaden. Duncker & Humblot, Berlin.

Schulz-Nieswandt F (2016c) Sozialökonomie der Pflege und ihre Methodologie. Nomos, Baden-Baden.

Schulz-Nieswandt F (2016d) Hybride Heterotopien. Metamorphosen der „Behindertenhilfe". Ein Essay. Nomos, Baden-Baden.

Schulz-Nieswandt F (2017a) Personalität, Wahrheit, Daseinsvorsorge. Spuren eigentlicher Wirklichkeit des Seins. Königshausen & Neumann, Würzburg.

Schulz-Nieswandt F (2017b) Menschenwürde als heilige Ordnung. Eine dichte Re-Konstruktion der sozialen Exklusion im Lichte der Sakralität der personalen Würde. transcript, Bielefeld.

Schulz-Nieswandt F (2017c) Heterotope Überstiege in der Sozialpolitik im Namen des *homo patiens*. Überlegungen zu einer onto-theologischen Rechtfertigung des Menschen in der Rolle des Mitmenschen. In Jähnichen T u. a. (Hrsg) Rechtfertigung – folgenlos? Jahrbuch Sozialer Protestantismus Bd. 10 (2017). EVA, Leipzig: 187-208.

Schulz-Nieswandt F (2018a) Biberacher „Unsere Brücke e. V." Redundanz im bunten Flickenteppich der Beratung, Fallsteuerung und Netzwerkbildung oder Modell der Lückenschließung? Nomos, Baden-Baden.

Schulz-Nieswandt F (2018b) Zur Metaphysikbedürftigkeit empirischer Alter(n)ssozialforschung. Nomos, Baden-Baden.

Schulz-Nieswandt F (2018c) Morphologie und Kulturgeschichte der genossenschaftlichen Form. Eine Metaphysik in praktischer Absicht unter besonderer Berücksichtigung der Idee des freiheitlichen Sozialismus. Nomos: Baden-Baden.

Schulz-Nieswandt F (2018d) Lokale generische Strukturen der Sozialraumbildung. § 20h SGB V und § 45d SGB XI im Kontext kommunaler Daseinsvorsorge. Nomos, Baden-Baden.

Schulz-Nieswandt F (2018e) Märkte der Sozialwirtschaft. In Grunwald K & Langer A (Hrsg) Handbuch der Sozialwirtschaft. Nomos, Baden-Baden: 739-755.

Schulz-Nieswandt F (2018f) Metaphysik der Sozialpolitik. Richard Seewald und der *Renouveau catholique*: Spurensuche auf dem Weg zum religiösen Sozialismus. Königshausen & Neumann, Würzburg.

Schulz-Nieswandt F (2019a) Person – Selbsthilfe – Genossenschaft – Sozialversicherung – Neo-Korporatismus – Staat. Nomos, Baden-Baden.

Schulz-Nieswandt F (2019b) Das Gemeindeschwester[plus]-Experiment in Modellkommunen des Landes Rheinland-Pfalz. Der Evaluationsbericht im Diskussionskontext. Nomos, Baden-Baden.

Schulz-Nieswandt F (2019c) Die Formung zum *Homo Digitalis*. Ein tiefenpsychologischer Essay zur Metaphysik der Digitalisierung. Königshausen & Neumann, Würzburg.

Schulz-Nieswandt F (2019d) Die unvollkommene Paideia. Eine psychomotorische Hermeneutik meiner Odyssee zwischen Schicksal und Freiheit. Würzburg, Königshausen & Neumann.

Schulz-Nieswandt F (2019e) Gestalt-Fiktionalitäten dionysischer Sozialpolitik. Eine Metaphysik der Unterstützungstechnologien im Kontext von Krankenhausentlassung und der Idee eines präventiven Hausbesuchs als Implementationssetting. Nomos, Baden-Baden.

Schulz-Nieswandt F (2019f) Daseinsvorsorge In Ross F, Rund M & Steinhaußen J (Hrsg) Alternde Gesellschaften gerecht gestalten. Stichwörter für die partizipative Praxis. Barbara Budrich, Opladen u. a.: 219-227.

Schulz-Nieswandt F (2019g) Zum Framing der Alter(n)sdiskurse durch die Blickweise der Altenberichtskommissionen. In Medien & Altern (14). 16-27.

Schulz-Nieswandt F (2020a) Der Sektor der stationären Langzeitpflege im sozialen Wandel. Eine querdenkende sozialökonomische und ethnomethodologische Expertise. Springer VS, Wiesbaden.

Schulz-Nieswandt F (2020b) Siegfried Katterle (1933-2019). Sein Werk im Lichte der politischen Theologie von Paul Tillich. Duncker & Humblot, Berlin.

Schulz-Nieswandt (2020c) Pflegepolitik gesellschaftspolitisch radikal neu denken. Gestaltfragen einer Reform des SGB XI. Grundlagen, Kontexte, Eckpunkte, Dimensionen und Aspekte, hrsg. vom KDA, www.kda.de, Berlin.

Schulz-Nieswandt F (2020d) Heinrich Federer (1866–1928). Soziogramm und Psychoanalyse eines leidvollen Lebens. Königshausen & Neumann, Würzburg.

Schulz-Nieswandt F (2020e) Der Mensch als Keimträger. Hygieneangst und Hospitalisierung des normalen Wohnens im Pflegeheim. transcript, Bielefeld

Schulz-Nieswandt F (2020f) Sozialrechtliche Möglichkeiten der Sozialraumorientierung In Wegner G & Lämmlin G (Hrsg) Kircher im Quartier: die Praxis. Evangelische Verlagsanstalt, Leipzig: 273-282.

Schulz-Nieswandt F (2020g) Digitalisierung der Selbsthilfe. Sozialrechtliche Fragen und ethische Dimensionen der Digitalisierung der Selbsthilfe und ihrer Förderung. Nomos, Baden-Baden.

Schulz-Nieswandt F (2020f) Gefahren und Abwege der Sozialpolitik im Zeichen von Corona. Zur affirmativen Rezeption von Corona in Kultur, Geist und Seele der „Altenpolitik", hrsg. vom KDA, www.kda.de, Berlin.

Schulz-Nieswandt F (2020h) Der alte Mensch als Verschlusssache. Corona und die Verdichtung der Kasernierung in Pflegeheimen. transcript, Bielefeld (i. V.).

Schulz-Nieswandt F (2020i) Pflegereform reicht nicht: Radikale Strukturreform der medizinischen Versorgung ist ebenso notwendig! Gegen strukturkonservative Kapazitätspolitik der Corona-Krise. KDA (Hrsg, Schulz-Nieswandt F u. a.) ProAlter 52 (2): 7-8.

Schulz-Nieswandt F (2020j) Corona und die Verdichtung der Kasernierung alter Menschen. In Volkmer M & Werner K (Hrsg) (2020) Die Corona-Gesellschaft. Analysen zur Lage und Perspektiven für die Zukunft. transcript, Bielefeld: 119-123.

Schulz-Nieswandt F (2020k) Die Genossenschaftsidee und das Staatsverständnis von Hermann Schulze-Delitzsch (1808-1883) im Kontext des langen 19. Jahrhunderts der Sozialreform. Duncker & Humblot, Berlin.

Schulz-Nieswandt F (2020l) Kasernierung alter Menschen in Zeiten von Corona. Eskalation eines alten Musters. In KDA (Hrsg, Schulz-Nieswandt F u. a.) ProAlter 52 (3): 5-7.

Schulz-Nieswandt F (2020m) Zur Göttlichkeit griechischer Landschaften. Lektüreerträge eines langen Sommers. Königshausen & Neumann, Würzburg (i. D.).

Schulz-Nieswandt F & Greiling D (2019) Sozialwissenschaftliche Perspektiven auf Öffentliches Wirtschaften und ihre Morphologie In: Mühlenkamp, H., Krajewski, M., Schulz-Nieswandt, F. & Theuvsen, L. (Hrsg.): Handbuch Öffentliche Wirtschaft. Nomos, Baden-Baden: 397-428.

Schulz-Nieswandt F, Köstler U & Mann K (2020) Kommunale Pflegepolitik. Eine Vision. Kohlhammer, Stuttgart (i. V.).

Schulz-Nieswandt F & Langenhorst F (2015) Gesundheitsbezogene Selbsthilfe in Deutschland. Zu Genealogie, Gestalt, Gestaltwandel und Wirkkreisen solidargemeinschaftlicher Gegenseitigkeitshilfe und Selbsthilfeorganisationen. Duncker & Humblot, Berlin.

Schumann E u. a. (Hrsg) (2015) Wiedererzählen. Formen und Funktionen einer kulturellen Praxis. transcript, Bielefeld.

Schuppert G F (Hrsg) (2019) Von Staat zu Staatlichkeit. Nomos, Baden-Baden.

Schwabe M (2019) Methoden der Hilfeplanung. 5. Aufl. Juventa in Beltz, Weinheim-Basel.

Silber L (2019) Poetische Berge. Alpinismus und Berge nach 2000. Winter, Heidelberg.

Sontag S (2003) Krankheit als Metapher & AIDS und seine Metaphern. 4. Aul. Fischer, Frankfurt am Main.

Sparrer I (2016) Systemische Strukturaufstellungen. 3. Aufl. Carl-Auer, Heidelberg.

Spilker N (2013) Lebenslanges Lernen als Dispositiv – Bildung, macht und Staat in der neoliberalen Gesellschaft. Westfälisches Dampfboot, Münster.

Steinby L & Schmidt M (Hrsg) (2017) Augenblick, Lebenszeit, Geschichte, Ewigkeit. Die Zeit in Goethes Werken. Winter, Heidelberg.

Steinwachs G (1971) Mythologie des Surrealismus oder die Rückverwandlung von Kultur in Natur. Luchterhand, Neuwied-Berlin.

Strothmann J (2019) Karolingische Staatlichkeit. Das karolingische Frankenreich als Verband der Verbände. De Gruyter, Berlin.

Sundmacher J (2010) Implikationen eines interdisziplinären Menschenbildes in der Ökonomik. Eine Betrachtung am Beispiel der Reform politisierender Verwaltungen. Tectum, Marburg.

Sutterlüty F & Flick S (Hrsg) (2017) Der Streit ums Kindeswohl. Juventa in Beltz, Weinheim-Basel.

Taussig M (2018) Mimesis und Alteriät. Konstanz University Press, Konstanz.

Thieme N (2014) Kategorisierung in der Kinder- und Jugendhilfe. Springer VS, Wiesbaden.

Thiemeyer Th (1970) Gemeinwirtschaftlichkeit als Ordnungsprinzip. Duncker & Humblot, Berlin.

Thole W, Redkowski A & Schäuble B (Hrsg) (2012) Sorgende Arrangements. Kinderschutz zwischen Organisation und Familie. VS, Wiesbaden.

Thole W u. a. (2016) Wissen und Reflexion. Der Alltag in Kindertageseinrichtungen im Blick der Professionen. Springer VS, Wiesbaden.

Strayer J R (1975) Die mittelalterlichen Grundlagen des modernen Staates. Böhlau, Köln-Wien.

Thorwald J (1966) Die Stunde der Detektive. Werden und Welten der Kriminalistik. Droemer, Zürich.

Trunkenpolz K (2018) Lebensqualität von Pflegeheimbewohnern mit Demenz. Eine psycho-analytisch orientierte Einzelfallstudie. Budrich UniPress, Opladen u. a.

Unschuld P U (2014) Ware Gesundheit. 3. Aufl. Beck, München.

Urban-Stahl U, Albrecht M & Lattwein S (2017) Hausbesuche im Kinderschutz. Barbara Budrich, Opladen u. a.

Vaassen B (2012) Die narrative Gestalt(ung) der Wirklichkeit. Grundlinien einer postmodern orientierten Epistemologie der Sozialwissenschaften. (1996). Vieweg & Teubner, Wiesbaden.

Vicenzotti V (2011) Der „Zwischenstadt"-Diskurs. Eine Analyse zwischen Wildnis, Kulturlandschaft und Stadt. transcript, Bielefel.

Vietta E (1938) Der Tanz. Eine kleine Metaphysik. Societäts-Verlag, Frankfurt am Main.

Vismann C (2001) Pierre Legendre. Historiker, Psychoanalytiker, Jurist. Syndikat-Verlag, Berlin.

Waechter K (2008) Verwaltunsgsrecht im Gewährleistungsstaat. Mohr Siebeck, Tübingen.

Wagner S (2019) Lokales Demokratie-Update. Wirkugn dialogischer und direktdemokratischer Bürgerbeteiligung. Springer VS, Wiesbaden.

Wazlawik M & Freck St (Hrsg) (2017) Sexualisierte Gewalt an erwachsenen Schutz- und Hilfebedürftigen. Springer VS, Wiesbaden.

Weber S (2020) Die neue Eingliederungshilfe für Menschen mit Behinderungen. Beck, München.

Weber G & Rosselet C (2016) Organisationsaufstellungen. Carl-Auer, Heidelberg.

Weber-Fas R (2006) Epochen deutscher Staatlichkeit. Vom Reich der Franken bis zur Bundesrepublik. Kohlhammer, Stuttgart.

Wedelstaedt A K von (2016) Von Menschen und Geschichten. Über philosophische Theorien narrativer Identität. mentis, Paderborn.

Wegner G (2019) Transzendentaler Vertrauensvorschuss. Sozialethik im Entstehen. EVA, Leipzig.

Weigel S (2015) Grammatologie der Bilder. Suhrkamp, Berlin.

Wellbery D E (2017) Goethes Pandora. Dramatisierung einer Urgeschichte der Moderne. Bayerische Akademie der Wissenschaften, München.

Wessels J (2016) Inhalt und Grenzen der Steuerung des Landes bei der Wahrnehmung von Pflichtaufgaben zur Erfüllung nach Weisung – Eine Untersuchung der Steuerungspraxis am Beispiel Nordrhein-Westfalen. Deutscher Gemeindetag. Kohlhammer, Stuttgart.

Weyand B (2013) Poetik der Marke. de Gruyter, Berlin-New York.

Wickler W (1971) Mimikry. Nachahmung und Täuschung in der Natur. Kindler, München.

Wiebe G (2017) Unternehmerfreiheit versus Verbraucherschutz?! Das Verhältnis zwischen Unternehmerfreiheit und Verbraucherschutz im Spiegel des öffentlichen Verbraucherschutzrechtes. Nomos, Baden-Baden.

Wiesner C (2018) Multi-Level-Governance und lokale Demokratie. Springer VS, Wiesbaden.

Winkelmann I, Molter H & Wolter B (2020) Systemisch-ressourcenorientiertes Arbeiten in der Jugendhilfe. 2. Aufl. Carl-Auer, Heidelberg.

Winnicott D W (2006) Reifungsprozesse und fördernde Umwelt. Psychosozial-Verlag, Giessen.

Wolf M A u. a. (Hrsg) (2013) Child Care. Juventa in Beltz, Weinheim-Basel.

Wozniakowski J (1987) Die Wildnis. Zur Deutungsgeschichte des Berges in der europäischen Neuzeit. Suhrkamp, Frankfurt am Main.

Wunderlich E (2012) Die Bedeutung der roten Farbe im Kultus der Griechen und Römer. Erläutert mit Berücksichtigung entsprechender Bräuche bei anderen Völkern. (1925). De Gruyter, Berlin-New York.

Wutzler M (2019) Kindeswohl und die Ordnung der Sorge. Dimensionen, Problematisierungen, Falldynamiken. Beltz-Juventa, Weinheim.

Zabka H (1989) Tarnung und Täuschung bei Pflanzen und Tieren. Urania, Leipzig.

Zima P V (2014) Entfremdung. Pathologien der postmodernen Gesellschaft. Francke, Tübingen (UTB).

Zizek S (2005) Die politische Suspension des Ethischen. Suhrkamp, Frankfurt am Main.

Printed in the United States
by Baker & Taylor Publisher Services